第9版

調理学実習

基礎から応用

高橋敦子・安原安代・松田康子　編

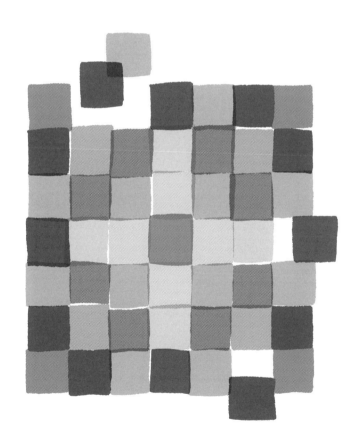

女子栄養大学出版部

はじめに

　調理は，食品（食材料）を人間にとって好ましい状態，すなわち，安全で，栄養があって，しかもおいしい状態に調製することである。さらに，調理を含む食生活は，人間が長い歴史の中で習得してきた文化であることも合わせて考えてほしい。

　食品を好ましい形に変え，調えることは，すばらしい作業である。食品を手にとって触れ，水，熱，そして道具を使い，限られた時間の中で，自己の心と技と感性で作る楽しさをわかってほしいと思う。私達の恩師である上田フサ先生から学んだ料理によってわが国の伝統的な調理手法を伝承したいと思い，『上田フサのおそうざい手ほどき』（上田フサ著，女子栄養大学出版部）より，基本の料理を多くとり入れた。また，基本調理をしっかり把握して，広く応用できるようにカリキュラムを構成した。

　本書では，前半の食材からのアプローチで，食材の成分・組織・物性からみた調理特性を理解し，実践することを試みた。その食品の基本的な調理操作を用いて調理過程中に生じる種々の現象を科学的視点で，実験的に試行し，おいしい料理を作るポイントを理解することとした。それに続いて，食材の調理特性を生かした料理品目を選んで，応用調理へと展開している。

　後半の調理法からのアプローチでは，調理手法別に調理の特性を理解し，実践できるようにしている。前半同様に実験を加えて解明する。さらに，その関連調理として，次にその手法をとり入れた応用献立へと展開していく。献立調理は，一汁二菜，一汁三菜を基本とした。なおデザートは，これに加えて実習する。さらに行事食として，ちらしずし，正月の祝肴と雑煮，春の一汁三菜の献立を入れた。

　これらに加えて，調理理論とは別に，包丁を中心とした基礎的技術を難易度別に組み，毎回くり返し練習することで充分に体得できるようにした。

　以上のプログラムを積み重ねることによって，日常の食事が，栄養学的に過不足なくできるよう理解を深めながら，調理技術のコツを体得してもらうことをねらいとした。

　このような調理学実習の内容は，栄養学や家政学（生活科学）を専攻する学生には，自己や家族の食事作りと健康管理にも役立つことになり，また管理栄養士・栄養士を目指す学生にとっては，他者への調理教育・栄養教育において，さらには商品のメニュー開発などに役立つようなスキルと理論をもたらすものと確信している。

　本書は短期大学・大学での調理学実習のテキストとして編纂し，2002年4月に初版を刊行した。その後，実習に利用したうえで，その利便性を考慮し，8度の改訂を経て，このたび第9版として刊行した。ご愛用くださり，ご批判をいただければ幸いである。

2022年2月　　編　者

本書のご利用にあたって

1. 本書では，調理手順をフローチャートで表した（調理記号は下図を参照）。一つ先の仕事，仕上がりまでの作業を把握しスムーズに進めることができれば，食事づくりも快適になる。そのことを上田フサは「調理譜」と表現した。講義をきき，必要事項を書きとめ，各自の調理譜（調理カード）を作り上げていく。

フローチャート活用

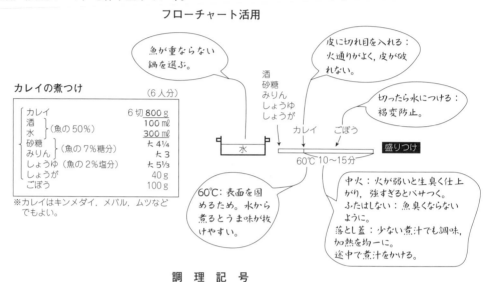

カレイの煮つけ　　　　　　（6人分）

カレイ	6切800g
酒	100ml
水	300ml
砂糖	大4¼
みりん	大3
しょうゆ	大5⅓
しょうが	40g
ごぼう	100g

酒 ⎫
砂糖 ⎬（魚の50%）
水 ⎭

砂糖 ⎫
みりん ⎬（魚の7%糖分）

しょうゆ（魚の2%塩分）

※カレイはキンメダイ，メバル，ムツなどでもよい。

魚が重ならない鍋を選ぶ。

皮に切れ目を入れる：火通りがよく，皮が破れない。

切ったら水につける：褐変防止。

酒
砂糖
みりん
しょうゆ
しょうが

カレイ　ごぼう

盛りつけ

60℃ 10～15分

60℃：表面を固めるため。水から煮るとうま味が抜けやすい。

中火：火が弱いと生臭く仕上がり，強すぎるとバサつく。
ふたはしない：魚臭くならないように。
落とし蓋：少ない煮汁でも調味，加熱を均一に。
途中で煮汁をかける。

調 理 記 号

片手鍋	両手鍋	ソースパン	ソトワール	フライパン	中華鍋	卵焼き器
文化鍋	圧力鍋	蒸し器	中華せいろ	焼き網	オーブンの網	炊飯器
オーブンレンジ	盆ざる	万能こし器	米あげざる	ボール	すり鉢	うらごし器
バット	霧吹き	ミキサー	フードカッター			
さい箸	泡立て器	木べら	すりこぎ	しゃもじ	穴じゃくし	親子鍋
弱火	中火	強火	火を止めておく	省略マーク	沸騰点	点火

B.P.

2．本書における調理上の表記について

　①分量表の大・小・ミニは計量スプーンを示す。

　②塩は「食塩」を使用した場合の容量で表記した。

　③塩分は，食塩濃度を示す。

　④フローチャートの時間表示は目安時間とした。食材の時季，気温など種々の条件の変化により，時間表示の確定のむずかしいものは，あえてその記載を省略した。

　⑤野菜類をゆでるさいに用いる塩は分量表には記載しない。

　⑥ブイヨンは 0.2 〜 0.3％塩分に調製したものとする。

標準計量スプーン・カップによる重量表 　　(g)

食品名	ミニスプーン (1mℓ)	小さじ (5mℓ)	大さじ (15mℓ)
食塩	1.2	6	18
上白糖		3	9
小麦粉（薄・強力粉）・片栗粉		3	9
水・酒・酢		5	15
しょうゆ・みそ・みりん		6	18
油・バター・ラード・マヨネーズ		4	12
コーンスターチ		2	6
重曹・ベーキングパウダー		4	12
牛乳・生クリーム		5	15
粉ゼラチン		3	9
ごま		3	9
カレー粉		2	6

食品名	1合 (180mℓ)	1カップ (200mℓ)
精白米・胚芽精米	150	170
無洗米	160	180
もち米	155	175

3．本書は調理学実習 2 単位の授業を念頭に編纂した（下記一例を参照）。

　　まず，前期において，調理の基本を体系的に学び（本書 1 部），食材別の調理の特性を科学的に実習し，その食材を用いた調理方法を学ぶ（本書 2 部）。後期において，調理法別の特性を科学的に実習し，その調理法を含む献立を実習する（本書 3 部）。

　　さらに，各回に別途切り方の実習を盛り込むことで，実践的な調理技術の習得を目指す。

調理学実習 2 単位の一例

回数	前期 テーマ		後期 テーマ	
1		調理の基礎	基礎	汁物
2	基礎	米・魚類	基礎	煮物
3	応用	米・魚類	応用	汁物・煮物を含む献立
4	基礎	肉・小麦粉類	基礎	蒸し物
5	応用	肉・小麦粉類	応用	蒸し物が主菜の献立
6	基礎	卵・淡色野菜類	基礎	焼き物
7	応用	卵・淡色野菜類	応用	焼き物が主菜の献立
8	基礎	ひき肉・緑黄色野菜	基礎	炒め物
9	応用	ひき肉・緑黄色野菜	応用	炒め物を含む中華献立
10	基礎	豆・芋類	基礎	揚げ物
11	応用	豆・芋類	応用	揚げ物が主菜の献立
12		献立		行事食（正月料理）

通年での切り方 カリキュラム構成
きゅうり輪切り
キャベツせん切り
りんご丸むき
りんご縦むき
玉ねぎのみじん切り
大根のせん切り
にんじんのせん切り
にんじんの短冊切り
きゅうりの斜めせん切り
きゅうりのかつらむき
大根のかつらむき
アジの三枚おろし

目　　次

は じ め に
本書のご利用にあたって

❶　調理の基礎 ……………………………………………………………… 1

　1　調理における衛生管理──特に食中毒等の予防について ……… 2
　2　非加熱調理操作 ……………………………………………………… 4
　3　調理器具 ……………………………………………………………… 5
　4　食品の重量について──概量と正味重量および廃棄率 ………… 8
　5　調味 ………………………………………………………………… 10
　6　調味パーセントの算出 …………………………………………… 15
　7　調理から献立へ …………………………………………………… 18
　8　切り方の実際 ……………………………………………………… 21
　9　魚の下ごしらえ …………………………………………………… 24
　10　魚の三枚おろし …………………………………………………… 25
　11　イワシの手開き …………………………………………………… 25
　12　魚の串打ち ………………………………………………………… 26

❷　食材からのアプローチ ……………………………………… 27

　1　乳・乳製品類の調理 ……………………………………………… 28
　　1-1　乳・乳製品類の特徴 ………………………………………… 28
　　1-2　基礎調理 ……………………………………………………… 29
　　　フルーツと牛乳 29／チンゲン菜のクリーム煮 30
　2　卵類の調理 ………………………………………………………… 32
　　2-1　卵類の特徴 …………………………………………………… 32
　　2-2　基礎調理 ……………………………………………………… 34
　　　いり卵における調味料といり加減 34／目玉焼き 36
　　2-3　応用調理 ……………………………………………………… 38
　　　オムレツ 38／厚焼き卵 38／目玉焼き 38／卵豆腐 38／芙蓉蟹 39／
　　　スポンジケーキ 39／カスタードプディング 39
　3　肉類の調理 ………………………………………………………… 40
　　3-1　肉類の特徴 …………………………………………………… 40
　　3-2　基礎調理 ……………………………………………………… 42
　　　ポークソテー 42／ハンバーグ 44
　　3-3　応用調理 ……………………………………………………… 47
　　　豚肉のロベール風マッシュポテト添え 47／ローストビーフ 47／ロールキャベツ 47／
　　　鶏肉のから揚げとピーマンの炒め物 48／豚肉のくわ焼き 48／ビーフストロガノフ 48／
　　　ミートローフ 49／青菜丸子湯 49／鶏そぼろ丼 49／芋頭鶏 49

4　魚類の調理 ……………………………………………………………………… 50

  4−1　魚類の特徴……………………………………………………………… 50

  4−2　基礎調理………………………………………………………………… 52

    焼き魚における調味料の種類と役割 52

  4−3　応用調理………………………………………………………………… 54

    シタビラメのポッシェ 54／イワシのみそ煮 54／イカの白煮 54／カレイの煮つけ 54／

    魚のムニエル 55／魚の幽庵焼き 55／カマスの干物 55／

    アジのから揚げ（南蛮漬け）55／サーモンのテリーヌ 56／イカのテリーヌ 56／

    海の幸のスパゲティ 56／イワシの和風ハンバーグ 57／サケのベニエ 57

5　豆・豆製品類の調理 ………………………………………………………… 58

  5−1　豆・豆製品類の特徴 ………………………………………………… 58

  5−2　基礎調理………………………………………………………………… 60

    大正金時と大豆の煮豆 60／白あえの衣 62

  5−3　応用調理………………………………………………………………… 64

    ポークビーンズ 64／白いんげんのサラダ 64／大豆の煮物 64／高野豆腐の含め煮 64／

    豆腐とねぎのみそ汁 64／擬製豆腐 65／揚げ出し豆腐 65／白あえ 65／

    うの花いり煮 65

6　淡色野菜類の調理 …………………………………………………………… 66

  6−1　淡色野菜類の特徴 …………………………………………………… 66

  6−2　基礎調理………………………………………………………………… 68

    キャベツの吸水とサラダの食味 68／キャベツのゆで方とお浸し・サラダ 69

  6−3　応用調理………………………………………………………………… 74

    酸辣菜 74／キャベツとベーコンのワイン煮 74／コールスローサラダ 74／

    大根とじゃこの炒め煮 74／大根と油揚げのみそ汁 74／素炒冬菇 75／

    冷拌茄子 75／イカとふきの煮物 75／涼拌生菜 75／きんぴらごぼう 76／

    切干大根の煮物 76／キャベツと豚肉の炒め物 76／大根と油揚げの煮物 76／

    きゅうりのナムル 76

7　緑黄色野菜類の調理 ………………………………………………………… 77

  7−1　緑黄色野菜類の特徴 ………………………………………………… 77

  7−2　基礎調理………………………………………………………………… 79

    ほうれん草のお浸し 79

  7−3　応用調理………………………………………………………………… 82

    かぼちゃの煮物 82／ほうれん草のごまあえ 82／小松菜としめじの煮浸し 82／

    ブロッコリーのサラダ 82／にんじんサラダ 83／にんじんのグラッセ 83／

    菜の花のからし和え 83／ピーマンのソテー 83／アスパラガスのソテー 83

8　芋類の調理 ……………………………………………………………………… 84

  8−1　芋類の特徴……………………………………………………………… 84

  8−2　基礎調理………………………………………………………………… 85

    じゃが芋の大きさとゆで時間の関係について 85

  8−3　応用調理………………………………………………………………… 87

    肉じゃが 87／さつま芋のレモン煮 87／スイートポテト 87／長芋の含め煮 87／

    じゃが芋のコロッケ 88／さつま芋の茶巾絞り 88／ポテトサラダ 88

    さつま芋とりんごの重ね煮 88

9　米類の調理 ･･ 89
　9-1　米類の特徴････････････････････････････････････ 89
　9-2　基礎調理･･････････････････････････････････････ 92
　　米の種類と味つけ飯の炊飯要領及びおむすびの塩味 92／食器・食具の重さ 94
　9-3　応用調理･･････････････････････････････････････ 95
　　白飯 95／にんじんごはん 95／ピースごはん 95／青じそごはん 95／カマスずし 96／
　　ピラフ 96／炒飯 96

10　小麦粉類の調理 ･････････････････････････････････ 97
　10-1　小麦粉類の特徴 ･･････････････････････････････ 97
　10-2　基礎調理････････････････････････････････････ 99
　　餃子の皮 99
　10-3　応用調理 ･･･････････････････････････････････ 102
　　マカロニグラタン 102／葱油餅 102／クッキー 102／杏仁酥 102／
　　煮込みうどん 103／茶まんじゅう 103／シュークリーム 103

❸　調理法からのアプローチ ･･･････････････････････ 105
調理法（加熱操作）の分類と特徴･････････････････････････ 106
1　汁物 ･･ 107
　1-1　汁物の特徴････････････････････････････････････ 107
　1-2　基礎調理･･････････････････････････････････････ 110
　　和風だしのとり方 110／みその種類とみそ汁 113
　1-3　応用献立････････････････････････････････････ 115
　　献立例1 じゃが芋とわかめのみそ汁 115／親子丼 115／
　　キャベツときゅうりの即席漬け 115／よもぎ団子 115
　　献立例2 菊菜飯 116／菊花豆腐汁 116／魚の鍋照り焼き 116／いりどり 117／
　　きゅうりもみ 117／水ようかん 117／カップで作る水ようかん 117

2　煮物 ･･ 118
　2-1　煮物の特徴････････････････････････････････････ 118
　2-2　基礎調理･･････････････････････････････････････ 120
　　じゃが芋の炒め煮 120／さやえんどうの青煮 122
　2-3　応用献立････････････････････････････････････ 124
　　献立例1 白飯 124／すまし汁 124／ハマグリの潮汁 124／アジの梅煮 124／
　　きゅうりとみょうがの酢の物 124
　　献立例2 アサリのピラフ 125／スープジュリエンヌ 125／ミネストローネスープ 125／
　　にんじんスープ 125／鶏肉のクリーム煮 126／レタスのサラダ 126／
　　りんごのコンポート 126

3　蒸し物 ･･ 127
　3-1　蒸し物の特徴････････････････････････････････ 127
　3-2　基礎調理････････････････････････････････････ 129
　　希釈卵液の加熱 129／蒸し魚 131
　3-3　応用献立････････････････････････････････････ 133
　　献立例1 パン 133／キャベツのスープ 133／ハンバーグステーキ（ブロッコリー添え）133／

　　　　蒸しなすのサラダ 133

　　　　献立例2 茶わん蒸し 134／赤飯 134／赤飯（電子レンジ法）134／
　　　　赤飯（電気炊飯器法）135／魚の包み焼き 135／かぶと菊菜の煮物 135／
　　　　おろしあえ 135

4　焼き物 ……………………………………………………………………… 136
　4-1　焼き物の特徴 ………………………………………………………… 136
　4-2　基礎調理 ……………………………………………………………… 138
　　　　幽庵焼き（つけ焼き）における直火焼きと間接焼きの比較 138／薄焼き卵 140
　4-3　応用献立 ……………………………………………………………… 142
　　　　献立例1 ロールパン 142／コーンスープ 142／かぼちゃのスープ 142／
　　　　ポークソテー（生しいたけのソテー添え）142／トマトサラダ 142
　　　　献立例2 炊き込みごはん 143／かぶのみそ汁 143／アジの塩焼き 143／
　　　　酢どりしょうが・菊花かぶ 143／里芋の煮ころがし 144／なすの直煮 144／
　　　　ひじきの煮物 144／柿ときゅうりと大根の酢の物 144／ブラマンジェ 144

5　炒め物 ……………………………………………………………………… 145
　5-1　炒め物の特徴 ………………………………………………………… 145
　5-2　基礎調理 ……………………………………………………………… 147
　　　　青菜（ほうれん草）炒めにおける火力の影響 147／
　　　　もやしの甘酢炒めにおける火力の影響 148／ルウの炒め加減と食味 149／
　　　　チキンカレー 151
　5-3　応用献立 ……………………………………………………………… 153
　　　　献立例1 レタス炒飯 153／榨菜肉片湯 153／青椒炒牛肉絲 153
　　　　献立例2 白飯 154／蘿蔔牛肉湯 154／糖醋肉 154／腰果鶏丁 154／炒合菜 155／
　　　　酸辣洋白菜 155／牛奶豆腐 155

6　揚げ物 ……………………………………………………………………… 156
　6-1　揚げ物の特徴 ………………………………………………………… 156
　6-2　基礎調理 ……………………………………………………………… 158
　　　　天ぷらの衣 158／ししとうの素揚げ 161
　6-3　応用献立 ……………………………………………………………… 163
　　　　献立例1 白飯 163／かきたま汁 163／サバの立田揚げ 163／ホタテフライ 163／
　　　　キャベツのレモン浸し 164
　　　　献立例2 白飯 164／シジミのみそ汁 164／天ぷら 164／アジのエスカベーシュ 165／
　　　　レタスとわかめの酢の物 165
　　　　エビフライ 165／アジフライ 165／とんかつ 165

7　あえ物・酢の物・浸し物 ……………………………………………… 166
　7-1　あえ物・酢の物・浸し物の特徴 ………………………………… 166
　7-2　基礎調理 ……………………………………………………………… 169
　　　　きゅうりと塩 169／アジの酢じめ 171／ごま酢あえ 173
　7-3　応用献立 ……………………………………………………………… 175
　　　　献立例1 サケずし 175／けんちん汁 175／ほうれん草のお浸し 175
　　　　献立例2 しめじごはん 175／すまし汁 176／アジのたたき 176／マグロのぬた 176

8　寄せ物 ··· 177

　8-1　寄せ物の特徴 ··· 177

　8-2　基礎調理 ··· 179

　　　オレンジゼリー　179

　8-3　応用献立 ··· 181

　　献立例1 白飯 181／酸辣湯 181／西紅柿蛋花湯 181／チンゲン菜のクリーム煮 181／

　　　餃子 182／ワインゼリー 182／グレープゼリー 182

　　献立例2 白飯 182／焼きなすのみそ汁 182／ごま豆腐 183／刺し身 183／

　　　里芋と菊菜の炊き合わせ 183／きゅうりとくらげとにんじんのごま酢あえ 183

資料　わが国の行事・通過儀礼と食 ····················· 184

　季節の献立例（春の一汁三菜） ························· 185

　　たけのこごはん 185／若竹汁 185／鶏肉の鍋照り焼き 185／若竹煮 186／

　　アスパラガスのお浸し 186／桜もち 186／たけのこのゆで方 186

　すしのいろいろ ··· 187

　　ちらしずし 187／巻きずし（細巻き）187／巻きずし（中巻き）187／いなりずし 187

　すし飯と具 ·· 188

　　すし飯 188／かんぴょう・干ししいたけの煮物 188／にんじん 188／アナゴ 188／

　　れんこん 189／そぼろ 189／さやえんどう・みつば 189／薄焼き卵 189／芝エビ 189

　おせち料理 ·· 190

　　数の子 190／黒豆 190／田作り 190／栗きんとん 190／鶏松風焼き 191／

　　エビのうま煮 191／紅白なます 191／名取り雑煮 191

　付表1　切り方の名称と図 ··· 192

　付表2　調理に使われる酒類 ······································· 194

　付表3　調理に使われる酢 ··· 194

　付表4　調理に使われる油脂 ······································· 195

　付表5　調理法と油脂の種類 ······································· 195

　付表6　五味の識別の官能評価を実施するときの五基本味の成分と濃度例 ·········· 195

　付表7　官能評価（Sensory evaluation）の方法 ··················· 196

　付表8　茶の種類と淹れ方 ··· 197

　掲載料理一覧 ··· 198

　索　引 ··· 200

　【演習】解答例 ·· 205

1

調理の基礎

1　調理における衛生管理──特に食中毒等の予防について

調理を安全に行なうために，調理をする人は必ず自分の身の回りの衛生管理，食材や調理器具の衛生的な取り扱いに注意が必要である。特に調理による食中毒は避けたい。

食中毒は，飲食物を通して体内に入った微生物（細菌，ウイルス）や有毒・有害物質（化学物質，自然毒）により起こる健康障害をいう。特に細菌性食中毒の防止は，以下に留意する必要がある。

①調理前の手の衛生と身じたく。

つめが伸びていると衛生および作業上不都合なので，短く切る。マニキュア類（ネイルアートなど全て）やアクセサリー類は料理への異物混入の原因にもなるため，調理担当者はしてはいけない。

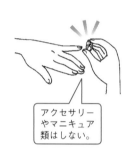

アクセサリーやマニキュア類はしない。

また，頭髪にも細菌が常在しているので，帽子や三角巾から出ないように気をつけたい。手は石けん類を使用してよく洗い，特に指の間，甲，手首も注意して洗う。

②下痢，手指の切り傷のある場合，担当教員（指導者）に申し出て，指示に従う。

③調理器具や食品の衛生を保つことが必要である。

包丁，ふきん類，まな板は調理中も，使用するごとに洗浄する。まな板は魚肉用・野菜用・試食用で使い分けるなどの注意が必要である。

④食材を衛生的に扱う。また，食材の保管温度にも注意を払う。

特に土の付着した食材は，よく洗ってから使用する（土壌には細菌がたくさんいる）。魚肉類はできるだけ温度が上がらない位置で扱い，高温になるガスコンロ付近で長時間放置しないようにする。

表1-1　細菌性食中毒の予防のポイント（予防三原則）

1	細菌をつけない	①新鮮な食材を入手し，食品を介しての二次汚染の防止に注意。 ②食品の扱いや調理に関わる人の健康・衛生管理（→下痢，切り傷），身支度（髪の毛を帽子に入れる）。 ③手をよく洗う（石けん類で洗う。アルコール消毒をする場合は，必ず洗浄後，乾いた手に噴霧）。 ④調理器具や食器類は衛生的なものを使用（洗浄や殺菌）。 ⑤ねずみや昆虫（ハエ・ゴキブリ）の駆除，施設管理。
2	細菌を増やさない	①入手した食材はできるだけ早く使う。 ②食品を適正温度（冷凍，冷蔵など）で保存する。 ③作った料理はすぐ食べる。
3	食べる前に加熱殺菌	①食べる直前に内部まで充分加熱。 ②ブドウ球菌のような耐熱性毒素が原因となる場合，毒素を産生した後では，直前に加熱しても，毒素は破壊されず，食中毒を避けられない。

表1-2　主な食中毒に関する微生物・自然毒・寄生虫や原因食品

	原因微生物など	原因食品	細菌やウイルス等の耐性や至適条件など	主な症状，その他
細菌性	サルモネラ属菌	卵・食肉（特に鶏肉）	・5.2～46.2℃で増殖→肉類は低温保存 ・肉・卵は十分加熱する（75℃ 1分以上の加熱），特に生卵部分の残留に注意（菌は，65℃ 15分で死滅）	・発熱，下痢，腹痛（潜伏期間：平均12～24時間） ・少量の感染でも発生することがある ・卵の生食には，生食用のものを利用
	カンピロバクター	鶏肉が最多，牛，豚，井戸水	・微好気的条件（酸素3～15％）で増加 ・乾燥，熱に弱い→肉類の生焼けに注意 ・調理器具は十分洗浄，まな板は使い分ける	・発熱，下痢，腹痛（潜伏期間：2～7日と長い） ・生肉→サラダへの二次汚染に注意
	腸炎ビブリオ	魚介類（海産）	・増殖が速い ・熱に弱い ・好塩菌（3％食塩水でよく増殖），真水で死滅するので，調理器具（まな板，包丁など）を衛生的に	・下痢，腹痛（潜伏期間：多くは半日～1日） ・夏季に多い（気温15℃，海水温20℃以上） ・二次汚染の食品に漬物がある
	ウェルシュ菌	シチュー・カレーなど肉・魚類及び野菜を使用した煮物	・人や動物の腸内，土壌中に広く分布 ・嫌気状態で増加するため，大量に作り，大容器のまま室温放置は禁止（加熱調理後数時間経過したもので発生）	・下痢，腹痛（潜伏期間：平均8～24時間） ・加熱調理品でも，できるだけ早く食べる ・前日調理は避ける
	腸管出血性大腸菌O157	食肉類	・生肉や加熱不足の肉に注意（75℃ 1分の加熱） ・汚染された食肉からサラダへの二次汚染 ・調理器具を衛生的に（熱湯・塩素系消毒剤）	・腹痛，下痢（潜伏期間は平均3～5日） ・少量で重い食中毒
	セレウス菌	嘔吐型：炒飯・焼そば 下痢型：食肉製品	・日本は嘔吐型が多く，黄色ブドウ球菌に類似症状→一度に大量の米飯や麺類の調理・作り置きは禁止 ・下痢型の場合は，高温で十分に加熱	・嘔吐型は潜伏期間が短い，症状は嘔吐，腹痛 ・下痢型はウェルシュ菌食中毒に似た症状
	黄色ブドウ球菌	特に穀類・加工品（にぎり飯，弁当，ポテトサラダ，シュークリームなど），牛乳	・手指など体表面，鼻，毛髪に常在→身支度をきちんとする ・エンテロトキシン（この菌が産生する毒素）で中毒，この毒素は耐性が強い（100℃ 30分加熱でも残存） ・温かい温度で増殖（防止：10℃以下で保存）	・吐き気（悪心），嘔吐（潜伏期間は30分と短い） ・調理人の手指の化膿巣より感染する。切り傷のある場合，直接食品に触れない→ビニール手袋の利用
	ボツリヌス菌	いずし・辛子レンコン（日本）ハム・ソーセージ缶詰（ドイツ）	・真空包装で増殖しやすい ・土壌が汚染源 ・本毒素は熱に不安定 ・摂食前に十分加熱するのがよい	・吐き気，嘔吐，下痢，神経症状，呼吸困難（潜伏期間：平均12～36時間） ・他の菌より致死率が高い
ウイルス性	ノロウイルス	カキなどの二枚貝	・ヒトの腸管で増殖し，吐物や排泄物から感染 ・85～90℃で90秒間以上の加熱が必要（湯通し程度では不足，中心温度を高温まで加熱）	・嘔吐，下痢（潜伏期間：平均24～48時間） ・冬季に多い ・幼児，高齢者への感染力大 ・手洗い，タオルの清潔などに要注意
植物性自然毒	ソラニン	じゃが芋	・芽や緑色皮部に多い→下処理時の除去が大切 ・100～200℃位の加熱調理では分解しない	・頭痛，めまい，嘔吐など
寄生虫	アニサキス	サバ，カツオ，スケトウダラ，スルメイカ	・生食することで感染 ・60℃ 1分以上または－20℃数時間で死滅	・幼虫が胃壁，腸壁に穿入し，腹痛，嘔吐
	有鉤条虫(ユウコウジョウチュウ)	豚肉	・経口感染が大部分で，摂取前の十分な加熱（多くの寄生虫は50～70℃で死滅）が重要である	・消化器障害
	旋毛虫			・発疹，発熱

3

2　非加熱調理操作

食品をより好ましい食物にするためには，加熱調理操作以外に食材を洗ったり，切ったりするなどの物理的・機械的な調理操作が必要である。これを非加熱調理操作という。それらをいくつか組み合わせて，料理の下準備をしなければならない。

洗う　洗うことは一見単純な仕事だが，扱う材料と作ろうとする料理に合う方法をとらなければならない。汚れや味を悪くする成分を除き，食品の持ち味を生かすよう，また調理効果をあげるよう心掛ける。

（1）洗浄

洗う目的とその効果は，①材料に付着している有害物（農薬），汚物（腸，血液，虫，泥，ほこり，ごみなど）を除くために，洗浄する。②材料に含まれている味の不要成分（アク，強い塩気，臭みなど）を抜くために洗浄する。

洗い方　①振り洗い　②こすり洗い　③もみ洗い　④浸し洗い

（2）浸す

混ぜる　混合・撹拌・混捏などの操作がある。
つぶす　固形分をペースト状にすることを磨砕，組織や細胞を細かく砕いて粉末状にすることを粉砕という。

浸漬目的は，①乾物などを戻すことで，材料は吸水・膨潤する。②うま味成分を抽出する。③不味成分（えぐ味，苦味，渋味など）の溶出。④塩蔵食品の塩出し。⑤褐変・変色防止。⑥テクスチャーの向上。

（3）切る

切る目的は，①材料の食べられない部分を除く。②作る料理にふさわしい形を作る。③熱や味の浸透を適切にする。

包丁の種類

和包丁　①菜切り包丁：両刃で幅広，比較的薄い。両刃なので垂直に切るのによい。

　　　　②薄刃包丁　：片刃で薄刃なので，皮をむいたり，そぎ切り，かつらむきなどに適している。峰の先が丸い鎌形と呼ばれるものもある。

　　　　③出刃包丁　：片刃で厚みがあり重く，大小ある。魚をおろしたり，かたい骨を切るのによい。

　　　　④刺し身包丁：片刃で刃渡りが長く，柳刃とたこ引きがある。

洋包丁　⑤牛刀　　　：両刃で，肉，野菜，魚などを切るのに広く用いられている。

　　　　⑥ペティナイフ：牛刀の小型のもので，皮むきや小細工に用いる。

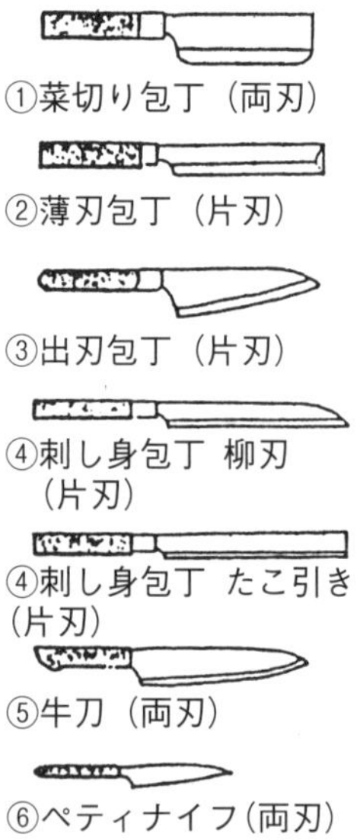

①菜切り包丁（両刃）

②薄刃包丁（片刃）

③出刃包丁（片刃）

④刺し身包丁 柳刃（片刃）

④刺し身包丁 たこ引き（片刃）

⑤牛刀（両刃）

⑥ペティナイフ（両刃）

図1-1　包丁の種類

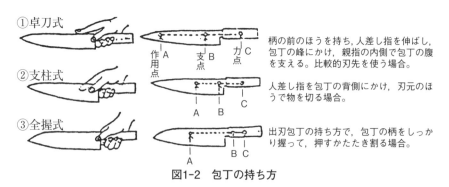

①卓刀式

②支柱式

③全握式

柄の前のほうを持ち，人差し指を伸ばし，包丁の峰にかけ，親指の内側で包丁の腹を支える。比較的刃先を使う場合。

人差し指を包丁の背側にかけ，刃元のほうで物を切る場合。

出刃包丁の持ち方で，包丁の柄をしっかり握って，押すかたたき割る場合。

作用点A　支点B　力点C

図1-2　包丁の持ち方

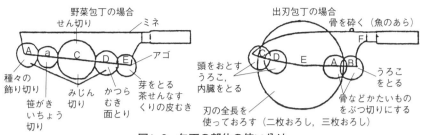

図1-3　包丁の部位の使い分け

（図1-1～3：河野貞子『図説調理の基本-包丁法』新思潮社，p.15，1971より作図）

（4）計る

　料理の作り方には量が書かれているが，重量・容量・時間・温度を計ることは，その料理を作るための重要な過程である。

計る器具

①上皿自動秤……調理では，2 kg（感量[1] 0.1～5 g）程度で，風袋を消去できるものが望ましい。

②計量カップ・計量スプーン……液体を計る。また，少量の粉状の塩，砂糖，小麦粉，片栗粉などを計る。1カップ200㎖，大さじ15㎖，小さじ5㎖，ミニスプーン1㎖などの計量カップやスプーンがある。

③温度計……水銀とアルコールの棒状温度計，熱電対温度計がある。

④タイマー・タイマースイッチ……タイマーは指定の時間にベルが鳴る。タイマースイッチは時刻を設定する。

⑤塩分濃度計……ハンディタイプで，各種のものがある。

> **1）感量**　秤で計れる最小量。最大量を秤量（ひょうりょう）という。

> **計るさいの注意**
> ①秤は乾いていること。
> ②計る器具の正面に体をすえ，数値の上から見る。
> ③器具は水平に置く。
> ④デジタル秤に熱い鍋を直接置かない。

3　調　理　器　具

（1）包丁の手入れ

1）砥石の構造と働き

　砥石は天然産のものと人造砥石がある。砥石で刃物をとぐということは，砥石の非常に鋭く，かたい粒（砥石）によって刃を削り，すり減らして刃についた非常に細かい切りくずをとり去って，刃物の鋭さを増すということである。

　重要な三要素としては，砥粒，結合剤，気孔の3つがある。

①砥粒……刃物の面を削る働きをするもので，人造砥石の場合には，炭化ケイ素，酸化アルミニウムなどからできている。

②結合剤……砥粒と砥粒をつなぐ結合剤は，刃物を保持する台となるとともに，この保持力は砥石の硬度を左右することになるので，次のような条件を備えていなければならない。結合力が強いこと，水に溶けないこと，熱と酸，アルカリに侵されないこと，砥粒とほとんど同じかたさを持っていることなどである。

③気孔……砥粒と砥粒との間のすき間をいい，これは砥石の切れ味に関

砥石の働き　（1）

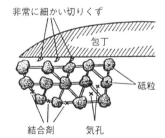

砥石の働き　（2）

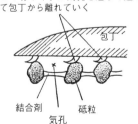

図1-4　砥石の構造と働き
（文部科学省「学習指導要領」より）

係が深い。図1-4に示すように，とぎくずをよく逃がすための一つの条件となる。

2) 砥石の種類と砥石による修正の仕方

包丁をみがく場合，主として用いられる天然砥石を次に説明する。砥石はその粒子のあらさ，密度の度合いによって，「荒砥」「中砥」「仕上げ砥石」に分かれる。しかし最近は，化学微粒砥石など人工的に作られた砥石が出回っている。

①荒砥……主として砂岩という比較的岩質がやわらかく，目の粗い砥石で，荒とぎ用に用いられる。荒とぎとは表面のさびをとり，小さい刃こぼれなどを処理して整える場合に用いる。

②中砥……粘板岩か石英粗面岩が使われる。中位のかたさで，目は細かい。荒とぎの済んだ包丁をとぐのに用いる。

③仕上げ砥石……主として粘板岩が用いられ，質は最も緻密でかたいため，仕上げとぎに用いる。

3) 包丁のとぎ方

流しの近くの安定した台の上で行なう。砥石はあらかじめ，水に浸けておく。砥石の下に「ぬれふきん」を敷くと，動かずやりやすい。

といだ包丁の刃つきの見分け方は，刃先を上から見て，その反射を見る。

図1-5　砥石による修正
表面はまっすぐ

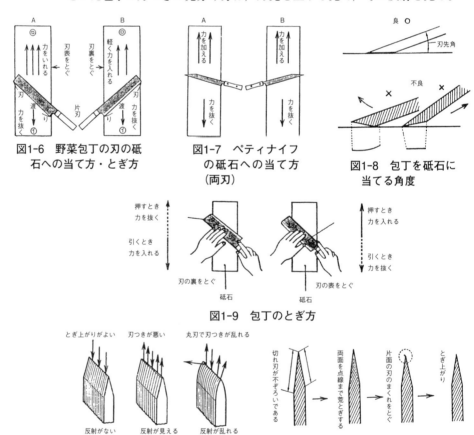

図1-6　野菜包丁の刃の砥石への当て方・とぎ方

図1-7　ペティナイフの砥石への当て方（両刃）

図1-8　包丁を砥石に当てる角度

図1-9　包丁のとぎ方

図1-10　といだ包丁の刃つきの見分け方

図1-11　両刃包丁ととぎ経過

(2) 鍋類の種類と特徴

鍋は材質により使用方法や使用後の処理が異なる。そこで，材質の特徴と扱いについて示す。

①銅：熱伝導はよいが，二酸化炭素と湿気で緑青を生じる。調理器具では錫（すず）メッキをする。

②アルミニウム：軽く，加工性に富んでいる。熱伝導がよいので，湯沸かし，ゆでものに適する。薄手の物は，炎の当たる部分のみ高温になり均一に熱が伝わらない。厚手の物は，平均に熱が伝わる。酸，アルカリ，塩分に弱い。熱に対して弱く，200℃以上では軟化する。空だきを避ける。

③アルマイト：アルミニウムの表面に，耐蝕性と耐摩耗性のある皮膜を作ったもので，アルミニウムより丈夫であるが，金属たわしや粗い磨き粉は避ける。

④鉄：鉄の純度が高く，材質の厚い物がよい。油なじみがよく，フライパン，中華鍋，すき焼き鍋に最適。使用後は熱いうちにたわしで洗い，火で乾かす。

⑤ステンレス：かたくさびにくい。重く，熱伝導が悪い。油がしみ込みにくく，焦げやすいため，フライパンや中華鍋には不向き。

⑥ホウロウ：鉄材にガラス質の釉薬をかけたもの。鉄が酸，アルカリ，塩分に弱い欠点を補っている。中の鉄材が厚く，釉薬がむらなくかかっていれば長もちするが，衝撃に弱くはげるとさびやすい。鉄と釉薬では熱膨張率[1]が異なるので，空だきや炒め物には向かない。

⑦耐熱ガラス：熱に強く，割れにくいガラス。急激な温度変化に耐えるパイロセラム（不透明で磁器状）と，天火用，直火用に作られたパイレックス（透明）がある。水滴をつけたまま火にかけたり，火から下ろして，すぐに冷たい水や金属の上などにのせると割れることがある。

⑧土鍋：保温性があって冷めにくい。熱の当たりがやわらかい。しかし，熱や衝撃に弱い。空だきしたり，急激な温度変化を与えない。

⑨フッ素樹脂加工：フッ素樹脂を鍋の内側に塗布したもの。油なしでも食品が付着しない。樹脂を傷つけてはがれることのないように，木べらやプラスチック製品で撹拌する。軟化点が250℃位なので空だきを避ける。

1）熱膨張率　定圧下で温度を変えた時に，物体の空間的拡がりの増加する割合。

表1-3　鍋類に使われる金属の性質

金　属	比重	比熱 (J/g・℃)	熱伝導率 (W/m・℃)	ヤング率 (N/㎡)	抗張力 (N/㎡)
			×10^{10}	×10^{8}	
アルミニウム	2.70	0.880	236	7.03	0.9〜1.5
ス　ズ	7.28	0.221	68	〜5	0.2〜0.35
18-8ステンレス	7.9〜8.1	0.51	15	17.2	〜50
鉄	7.87	0.435	50〜80	20〜22	〜10
銅	8.93	0.397	403	13	〜2

（島田淳子・中沢文子・畑江敬子編『調理の基礎と科学』p.150，朝倉書店，1993から作表）

(3) まな板の材質

材質としては，木製と合成樹脂製がある。木製はひのき，いちょう，ほおのき，かしわなどがあり，ひのきといちょうが優れている。ほおのきはやわらか

く包丁をいためなくてよい。中国のまな板は木材を輪切りにして作るため，木の繊維に平行に包丁が入る。合成樹脂製は滑りやすくて切りにくいが，傷がつきにくく，水分を吸わないので，汚染の心配は少ない。

(4) 食器・容器

食器類は国の文化，習慣などにより，形，材質，色彩など多種多様である。和食器には，汁椀，茶碗，小・大鉢類，皿類（丸・角・変形）がある。丸皿は直径9～21cmと種類が多く，陶器と磁器とは季節や食べ物によって選択する。漆器も多く用いられる。洋食器では，位置皿（30cm），ミート皿（24cm），ケーキ皿（18cm），パン皿（12cm），スープ皿，ブイヨンカップ（タスカップ）などで，形の複雑な物はなく，白磁に文様があるものが多い。中国食器は丸・楕円など大皿（36cm）とスープや煮物等入れる大鉢と銘々の皿（12cm），小鉢（9cm）などがある。

表1-4　陶器と磁器などの特徴

種類	打音	吸水性	色	釉薬	焼成温度（℃）	器
土器	濁音	有	有色	無	500～900	焙烙，土器
石器	清音	やや有	有色	有，無	1000～1300	万古，備前
陶器	濁音	有	有色	有	1100～1200	志野，織部
磁器	清音	無	有色	有	1200～1500	有田，九谷

4　食品の重量について──概量と正味重量および廃棄率

食品の重量を把握することは，調理をするうえで大切なことである。秤（はかり）で計量することはもちろんであるが，計量器を使わなくても概量を目測（目ばかり），手ばかりで把握する力をつけることが必要である。

1）目測・手ばかり・計量・誤差[1]

【演習】下記の食品の重量を目測した後，計量値を記入し，誤差を算出しなさい。

種類		目測（g）	手ばかり（g）	計量値（g）	目測誤差（%）[1]
じゃが芋	1個				
卵	1個				
りんご	1個				
キャベツ	1個				
	1枚				
きゅうり	1本				

1）誤差（%）
$$=\frac{目測値-計量値}{計量値}\times100$$

各グループの食品ごとの目測誤差（%）の平均と標準偏差[2]を求めなさい。

2）標準偏差の算出方法は，10ページを参照。

グループ員	a	b	c	d	e	f	平均	標準偏差
じゃが芋　1個								
卵　　　　1個								
りんご　　1個								
キャベツ　1個								
キャベツ　1枚								
きゅうり　1本								

2) 食品重量（目測・手ばかり・実測）と正味重量および廃棄率

【演習】 りんごの目測・手ばかりと実測との誤差を算出したのち，皮と芯を除き，廃棄率を算出する。

●目的

りんご1個について観察，実習・試食し，食品の正味重量，廃棄重量および廃棄率を理解する。

●方法

①りんごの外観の色，形，つやの有無等の特徴をメモする。

②大きさを見て，重量を予測する。→目測重量（目ばかり）（**A**）

③手の平にのせ，上下して重量を予測する。→手ばかり（**B**）

④デジタル計りをONにし，0点を確認後，秤量台の中央に置き，計測する。
 　→実測重量（W_0）

⑤実測重量（W_0）と目測重量（A）あるいは手ばかり（B）との誤差を計算により求める。

 目測重量との誤差率（％）＝（$A-W_0$）／W_0×100（％）

$$=\frac{\text{目測重量(A)}-\text{実測重量(W}_0)}{\text{実測重量（W}_0）}\times100（\%）$$

 手ばかりとの誤差率（％）＝（$B-W_0$）／W_0×100（％）

⑥ストップウォッチのOFFを確認する。包丁とまな板を用意する。

⑦りんごと包丁を持ち，丸むきする。この時，皮むきにかかった時間を測定する。

⑧りんごを6つ割にして，芯を除く。傷んでいる箇所があれば，切りとって除き，皮，芯，傷んでいる部分すべての重量を計測する。→廃棄重量（**W**）

⑨廃棄重量（W）以外の食べられる部分の重量を計測する。→正味重量（W_1）

⑩廃棄率を求める[1]。廃棄重量（W），実測重量（W_0），正味重量（W_1）とすると，

 〈廃棄重量より算出〉 廃棄率（％）＝ W／W_0×100（％）

 〈正味重量より算出〉 廃棄率（％）＝（W_0-W_1）／W_0×100（％）

⑪りんごを食し，味，香り，テクスチャー（歯ざわりなどの口中感覚）について感じたことをメモする。

⑫このりんご1個分を食したときの，エネルギー，ビタミンC，カリウム，食物繊維総量を食品成分表で確認する。

> [1] 廃棄率の求め方は2つあるが，どちらを使用してもよい。

調理における廃棄率とは

食品の皮，根，芽など調理に用いない部分の重量を，原材料重量に対する比率（％）で表したもの。廃棄量は，食品の規格や季節，調理法，調理技術，また使用する調理道具などによって異なる。食品成分表に記載されている廃棄率は，可食部以外の部分を廃棄としているので，調理における廃棄率と異なる場合がある。

 廃棄率と正味重量から，廃棄込み重量（用意する食品の重量）を求める式

 　廃棄込み重量＝正味重量／（100－廃棄率）×100

【演習のまとめ】

りんごの品種	りんごの色，形，つやの有無などの外観観察メモ		
	目ばかり（目測）A	手ばかり　B	実測重量　W_0
重量　　　　　　（g）			
実測との誤差率　（%）			
廃棄重量　W　　（g）	傷んだ部分（なし　・　あり）		
正味重量　W_1　（g）			
廃棄率　　　　　（%）	成分表の値と比べて（大きい・同じ・小さい）		
皮むき時間　a（秒）	自分の皮むき時間は目標時間に比べて　　　a／120（目標時間　秒）＝（　　　）倍		
試食して感じたこと	味（酸味, 甘味, 渋みなど）	香り	テクスチャー（歯ざわりなどの口中感覚）
成分値		100 g あたり（食品成分表から）	1個：正味（　　　）g量あたり
	エネルギー（kcal）		
	ビタミンC　　（mg）		
	カリウム　　　（mg）		
	食物繊維総量（g）		

［まとめ］この演習から明らかになったことを，箇条書きにしなさい。

平均値と標準偏差[1] の求め方

平均値＝測定値の総和／データ数

$$標準偏差＝\sqrt{\frac{（測定値－平均値）^2 \text{の総和}}{データ数(n)}}$$

1）標準偏差とは
測定値のばらつきの程度を表す値で，数値が大きいほどばらついている。

標準偏差の算出例

データ	測定値(A)		平均値		σ（偏差）	σ^2（B）
a	65	－	60.5	＝	4.5	20.25
b	51	－	60.5	＝	−9.5	90.25
c	70	－	60.5	＝	9.5	90.25
d	62	－	60.5	＝	1.5	2.25
e	55	－	60.5	＝	−5.5	30.25
f	60	－	60.5	＝	−0.5	0.25
A計＝	363				B計＝	233.5
A平均＝	60.5				B平均＝	38.92
n＝	6					

233.5 ←（測定値−平均値）^{2}の総和
38.92 ←分散

分散の平方根が標準偏差
標準偏差＝$\sqrt{38.92}＝6.238\cdots≒$ 6.24

5　調　味

食品自体の持ち味に加え，不足する味や香りを補って，よりおいしく食べられるように味を加えることである。数量的に把握できるようにする。

（1）どのように計るか

①味をみながら，適量……常に一定の味つけができない。

②秤（デジタル秤など）……調味料など少量を正確に計れる。

③計量カップ・スプーン……容量なので調味料により重量が異なるが，調味
　料を手軽に計量できる。

　標準計量スプーンによる重量表（本書ⅲページ）は，しっかり覚えたい。し
かし，調理にはさまざまな要素が関わっているので，供する前には必ず味見を
行なうことを心掛ける。

（2）主な調味料と計量

　1）塩味

　　塩，しょうゆ，みそなどを用いる。

①塩……精製食塩と天然塩がある。

②しょうゆ……濃い口しょうゆ（塩分約15%[1]），うす口しょうゆ（塩分約
　16%）が一般的で，他に減塩しょうゆ（塩分約7〜9%）などがある。

　　塩1gに相当する濃い口しょうゆ重量は，6.7g（1×100／15≒6.7）で，
　必要な塩分量を6.7倍する。しかし，本書の実習では，以下のように丸めた
　数値で取り扱うこととする。

> 15%塩分の濃い口しょうゆ
>
> 小さじ1杯（5mℓ＝6g）の塩分量は　　大さじ1杯（15mℓ＝18g）の塩分量は
>
> $$6 \times \frac{15}{100} = 0.9 \fallingdotseq 1$$ 　　　　　$$18 \times \frac{15}{100} = 2.7 \fallingdotseq 3$$

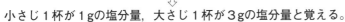

小さじ1杯が1gの塩分量，大さじ1杯が3gの塩分量と覚える。

③みそ……信州みそ（塩分約12%），西京みそ（塩分約5%），八丁みそ（塩分
　約11%）などさまざまなみそがある。しょうゆと同様に塩分換算して量を算
　出する。

> 12%塩分の信州みそなら，
> 食塩1gに相当するみそ重量は，
> 1g×100／12＝8.33…≒8.3gなので，
> 必要な食塩を8.3倍して算出する。

> 5%塩分の西京みそなら，
> 食塩1gに相当するみそ重量は，
> 1g×100／5＝20gなので，
> 必要な食塩を20倍して算出する。

　2）甘味

　　砂糖，みりんを用いる。

①砂糖……砂糖の甘味物質は，スクロース（ショ糖）である。

②みりん……みりんの甘味はグルコース（ブドウ糖）を主体とした穏やかな甘
　味で，約43%の糖分を含む。グルコースの甘味はショ糖の8割程度であるた
　め，ショ糖と同程度の甘味に換算すると34%糖分（43%×0.8＝34.4%）と
　なる。ショ糖1gに相当するみりん重量は，3g（1×100／34＝2.94≒3）で
　ある。しょうゆと同じように大さじ，小さじに含まれる糖分量を覚える。

> **1）しょうゆの塩分濃度15%とは**　「しょうゆ100g中に食塩15gが含まれている」ということ。

> しょうゆは
> 小さじ1杯…1g塩分量
> 大さじ1杯…3g塩分量
> この数字はしっかり覚えよう！

> みりんは
> 小さじ1杯…2g糖分量
> 大さじ1杯…6g糖分量
> この数字はしっかり覚えよう！

(3) 計量スプーンの正しい計り方

1) 粉末（砂糖や塩など）の場合

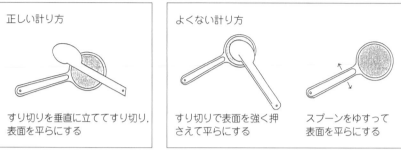

正しい計り方	よくない計り方	
すり切りを垂直に立ててすり切り，表面を平らにする	すり切りで表面を強く押さえて平らにする	スプーンをゆすって表面を平らにする

※ダマがでないようにあらかじめふるっておく。
※ふちをたたいたり，ゆすったりするのも正しい量が計れない。

2) 液体（しょうゆや酒など）の場合

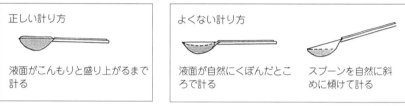

正しい計り方	よくない計り方	
液面がこんもりと盛り上がるまで計る	液面が自然にくぼんだところで計る	スプーンを自然に斜めに傾けて計る

※液体の½量を計るときは，スプーンの½の深さよりも深くなる。

(4) 調味パーセント

1) 調味料を調味パーセントでとらえることのメリット

①調味料を，摂取量として把握できる（特に塩分においては必要）。

②一定の味つけを支える目安になる。

③作る前に味の予測がつき，他の人へ正確に伝達できる。

④外食などの味を数量化でき，再現できる。

2) 外割調味パーセントと内割調味パーセント

調味パーセントには，外割調味パーセントと内割調味パーセントがある。通常調理では，外割調味パーセントを使う（内割は，実験での重量パーセントなどである）。

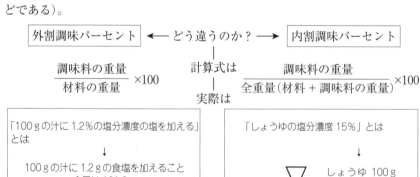

外割調味パーセント	← どう違うのか？ →	内割調味パーセント
$\dfrac{調味料の重量}{材料の重量} \times 100$	計算式は 実際は	$\dfrac{調味料の重量}{全重量（材料＋調味料の重量）} \times 100$

「100gの汁に1.2％の塩分濃度の塩を加える」とは
↓
100gの汁に1.2gの食塩を加えること
全量は101.2g
1.2g
100g

「しょうゆの塩分濃度15％」とは
↓
しょうゆ100g中に食塩15g相当量が含まれること
全量は100g
100g（15g）

3）調味対象

調味するもの（調味対象）が何であるかを把握することが必要である。

①汁物……だしの重量（だしの比重は1と考えて，容量は重量と同じとする）

②煮物……だしを除いた材料の合計重量

③焼き物，炒め物，揚げ物……材料の合計重量

④1尾の魚を使用……下処理後の重量

　切り身魚……魚の重量

⑤乾物……もどした後の重量（出来上がりに近い状態を基準にすると，味がイメージできる）

⑥米……乾物の米重量（炊き上がり重量がほぼ一定で，味のイメージがつきやすいので，乾物を調味対象とする）

⑦飯……飯の重量を基準とすることもある。

(5)　塩分濃度のちがいによる味の比較

異なる塩分濃度のすまし汁を味わい，適切な汁の塩分濃度を知る。

【演習】すまし汁A，Bの味の評価を行ない，味の評価表の該当するところへ○印をつけなさい。

A		
だし*		600mℓ
食塩	（だしの	小½
しょうゆ	0.6％塩分）	小½強

B		
だし*		600mℓ
食塩	（だしの	小⅚
しょうゆ	1％塩分）	小1

＊だしの中に（　　　　　）％の塩分が含まれている。

●味わい方

①A，Bを100mℓ位ずつ耐熱のコップ等に入れて，湯せん（60℃）にして温度を一定にして味わう。

②スプーン等で別々の小皿に移して，味わう。

③濃度の薄いものから味わう。

味の評価表

	非常に濃い	濃い	普通	うすい	非常にうすい
A 0.6％塩分の汁					
B 1％塩分の汁					

味の評価後，塩分計で計った汁の塩分を確認する。

　　　A（　　　　　）％　　　　　B（　　　　　）％

表1-5　食物の食べ頃・飲み頃の温度

(℃)

食物	適温	食物	適温	食物	適温
サイダー	5	牛乳（冷）	10～15	アイスクリーム	−6
ビール	10	牛乳（温）	50～60	ババロア・水ようかん	10～12
水		お茶・紅茶・コーヒー	60～65	酢の物	20～25
麦茶・アイスコーヒー		みそ汁・スープ		湯豆腐・茶碗蒸し	60～65

（山崎清子『NEW調理と理論』p13，同文書院，2011から作表）

表1-6　乾物や塩蔵品のもどし率

食品名	倍率	備考（測定時の条件）
芽ひじき	8.5	20倍の水（20℃）に20分浸す
長ひじき	4.5	20倍の水（20℃）に30分浸す
昆布（日高）	3	14倍の水（20℃）に15分浸す
塩蔵わかめ	1.5	10倍の水（20℃）に10分浸す
カットわかめ	12	40倍の水（20℃）に5分浸す
干ししいたけ（香信）	4	25倍の水（20℃）に5～6時間浸す
干ししいたけ（冬菇）	4.5	13倍の水（20℃）に1晩浸す
きくらげ	7	30倍の水（20℃）に20分浸す
切干大根	4	水洗い後，20倍の水（20℃）に15分浸す
かんぴょう	5.3	水洗い後，たっぷりの湯で爪で切れるまでゆでる
高野豆腐	6	15倍の湯（60℃）に25分浸し，押し絞る
干そば	2.6	8～10倍の沸騰湯で5分ゆでる
干うどん	2.4	8～10倍の沸騰湯で10分ゆで，消火後3分蒸らす
そうめん	2.9	8～10倍の沸騰湯で3分ゆでる
スパゲティ	2.2	8～10倍の沸騰湯（1.5%塩分）で13分ゆでる
マカロニ	2.2	8～10倍の沸騰湯（1.5%塩分）で12分ゆでる
はるさめ（芋でんぷん）	4.1	かぶるくらいの沸騰湯に3～4分浸す
はるさめ（緑豆でんぷん）	4.4	4倍の沸騰湯で1分ゆで，消火後5分蒸らす
大豆	2.5	水洗い後，4倍容量の水（20℃）に1晩浸す
小豆	2.3	水洗い後，4～5倍容量の水（20℃）から入れて60～90分ゆでる

（『調理のためのベーシックデータ第6版』p.136～141，女子栄養大学出版部，2022）

表1-7　糖分・塩分の調味パーセント

料理名		調味対象	調味パーセント		メモ
			塩分	糖分	
汁物	スープ	だし	0.2～0.5		だしの味が濃い場合，塩分をうすくできる
	みそ汁	だし	0.6～0.8		
	すまし汁	だし	0.5～0.7		
	けんちん汁	だし	0.6～0.7		
焼き物	魚の塩焼き	魚	1～3		鮮度，魚の種類による
	魚のムニエル	魚	0.5～1		
	豚肉のくわ焼き	肉	1～1.5	2～3	
	ハンバーグ	材料※1	0.4～0.6		※1　全材料に対して（肉に対して0.5～0.8%）
煮物	魚の煮つけ	魚	1.5～2	2～7	鮮度，魚の種類による
	サバのみそ煮	魚	1.2～2	6～8	鮮度，魚の種類による
	里芋の煮物	芋	0.8～1.2	4～6	
	いりどり	材料※2	1～1.2	4～6	※2　全材料に対して
	青菜の煮浸し	青菜	0.8	1	
	乾物の煮物	材料※3	1～1.5	4～15	※3　もどした材料に対して
ごはん	炊き込みごはん	米	1.5		
	すし飯	米	1～1.5※4	2～5	酢12%，※4　飯に対して0.6～0.8%
	チャーハン	飯	0.5～0.8		油5～8%
その他	お浸し	材料※5	0.8～1		※5　ゆでる前の材料に対して
	野菜のいため物	材料※6	0.5～1	0.5	油5～10%，※6　全材料に対して
	茶わん蒸し	卵液	0.3～0.6		
	野菜の即席漬け	材料	1.5～2		

6　調味パーセントの算出

(1)　調味パーセントから必要な調味料の量を計算する——塩・しょうゆの場合

> 手順①　調味パーセントから塩分（糖分）重量を計算する。
> 手順②　調味料が2種類の場合は塩分（糖分）重量比で分ける。
> 手順③　塩分（糖分）重量を計量スプーンで表す。

【例題】下記のすまし汁について，調味料の塩分重量を求め，計量スプーンで表しなさい。

<u>すまし汁</u>

　だし　600ml（600g）

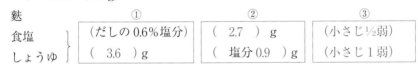

	①	②	③
麩			
食塩 〕	（だしの0.6%塩分）	（　2.7　）g	（小さじ½弱）
しょうゆ 〕	（　3.6　）g	（　塩分0.9　）g	（小さじ1弱）

　　食塩：しょうゆ＝3：1塩分重量比

手順①　だし（600g）の0.6%の塩分重量を計算する。

> 調味料の塩分（糖分）重量＝材料（だし）重量×$\dfrac{調味\%}{100}$
> 　　　　　　　　　（調味対象[1]）

$$600 \times \dfrac{0.6}{100} = 3.6\,g$$

手順②　食塩：しょうゆ＝3：1の比率により，食塩としょうゆの塩分量を計算する。

　　食塩　　　$3.6 \times \dfrac{3}{4} = 2.7\,g$

　　しょうゆ　$3.6 \times \dfrac{1}{4} = 0.9\,g$

手順③　②の塩分重量を計量スプーンで表す。

　　食塩：2.7g，小さじ1＝6gなので，小さじ½弱

　　しょうゆ：塩分0.9g，小さじ1＝塩分1gなので，小さじ1弱

(2)　調味パーセントから調味料の量を計算する——みその場合

> 手順①　調味パーセントから塩分重量を計算する。
> 手順②　塩分重量からみそ重量を計算する。

【例題】下記のみそ汁について，みそ重量を求めなさい。

<u>豆腐のみそ汁</u>

　だし　　　　　600ml（600g）

　絹ごし豆腐　　200g

　あさつき　　　3本

　信州みそ※（だしの0.6%塩分）①（塩分　　3.6）g　②（みそ　30）g

　　※みその塩分は12%

1）調味対象　各料理の調味対象は，13ページ参照。

実際の調理では便宜上，しょうゆの塩分：
小1（6g）＝塩分1g
大1（18g）＝塩分3g
とする（11ページ参照）。

実際に計量することを考えて，計量スプーンの表記は強弱で表すこともある。

手順①　だし（600g）の0.6％の塩分重量を計算する。

$$600 \times \frac{0.6}{100} = 3.6\,\mathrm{g}$$

手順②　塩分3.6gを含むみそ重量を計算する。

> みそ重量をXとすると，$X \times \dfrac{みその塩分\%}{100} = 塩分重量$　より
>
> みそ重量（X）$= 塩分重量 \times \dfrac{100}{みその塩分\%}$ [1]

1） みその塩分パーセントはみその種類によって異なる。

塩分3.6gと信州みその塩分12％を上の式にあてはめて

$$みそ重量 = 3.6 \times \frac{100}{12} = 3.6 \times \frac{100}{12} = 30\,\mathrm{g}$$

2） 炊き上がり倍率とは，飯重量（炊いたもの）が米重量（炊く前）の何倍になったかを表したもの。

（3）飯の炊き上がり倍率[2]，飯と具の調味パーセント[3]を計算する

> 炊き上がり倍率＝（炊き上がり重量－具の重量）÷米の重量
>
> 飯と具の調味パーセント＝塩分重量÷炊き上がり重量×100

3） 飯と具の調味パーセントとは，炊き上がり重量（飯と具）に対して何パーセント塩分になったか，つまり「食べ味」を表す。ただし，均一に調味されたと考えての計算値。

【例題】 下記のしめじごはんの炊き上がり倍率と塩分の調味パーセントを求めなさい。

しめじごはん

精白米	300g		
水としめじのつけ汁（米の130％）			
しめじ	150g		
酒	大1		
塩 ⎱（米の1.5％塩分）	1.5g	小さじ1/4	
しょうゆ ⎰ 塩分4.5g	塩分3g	大さじ1	

　炊き上がり重量は800g

4）5） 小数第2位を四捨五入。

炊き上がり倍率：上の式にあてはめて，

$$(800 - 150) \div 300 = 2.16^{4)} \cdots \fallingdotseq 2.2\,倍$$

飯と具の調味パーセント：塩分は米重量の1.5％なので，$300 / 100 \times 1.5 = 4.5\,\mathrm{g}$

上の式にあてはめて，$4.5 \div 800 \times 100 = 0.56^{5)} \cdots \fallingdotseq 0.6\%$

みりんの糖分は
小1（6g）＝糖分2g，
大1（18g）＝糖分6g

【演習】 下記の材料・分量表の（　　）を埋めなさい。

1．かぼちゃの煮物

かぼちゃ			300g					
だし＋水（かぼちゃの50～70％）								
酒（かぼちゃの5％）								
砂糖 ⎱（かぼちゃの			②（　　　）g	④（さじ　　）				
みりん ⎰ 8％糖分）	①（糖分　　）g	③（糖分　　）g		⑤（さじ　　）				
食塩 ⎱（かぼちゃの			⑦（　　　）g	⑨（さじ　　）				
しょうゆ ⎰ 0.8％塩分）	⑥（塩分　　）g	⑧（塩分　　）g		⑩（さじ　　）				

　砂糖：みりん＝3：1糖分重量比，食塩：しょうゆ＝2：1塩分重量比

2．たけのこごはん

米	400 g
水	（米の130%）
酒	大さじ1

たけのこ　170 g　　油揚げ　20 g　　　木の芽　適量

食塩　　　（米の1.5%塩分）⑫（　　　　　）g　⑭（　　　　さじ　　　）

しょうゆ　⑪（塩分　　　　）g　⑬（塩分　　　　）g　⑮（　　　さじ　　　）

食塩：しょうゆ＝3：1塩分重量比，炊き上がり重量：1,020 g

炊き上がり倍率：⑯（　　　　　）倍，飯と具の塩分の調味パーセント：

⑰（　　　　　）%

3．みそ汁

だし　　　　　　　　900㎖

大根300 g　油揚げ1枚　七味唐辛子適宜

信州みそ※（だしの0.6%塩分）⑱（塩分　　　　）g　⑲（みそ　　　　）g

※みその塩分は12%

【演習】の解答は205ページ参照。

(4) 活用編：材料・調味料の分量から調味パーセントを計算する

> 手順①　調味料に含まれる塩分（糖分）を計算する。
> 手順②　①が材料（だし）重量に対して何パーセント塩分（糖分）か計算する。

【例題】下記のみそ汁の調味パーセントを求めなさい。

焼きなすのみそ汁

だし　　　300㎖（300 g）

なす　　　小6個　　　　　水がらし適宜

八丁（三州）みそ※　　　18 g

※みその塩分は10%

手順①　八丁（三州）みそ18 gに含まれる塩分重量を計算する。

$$18 \times \frac{10}{100} = 1.8 \, g$$

10%塩分の八丁（三州）みそなので，

手順②　汁ものの調味対象はだしなので，①がだし300 gに対して何パーセント塩分になるか計算する。

$$1.8 \div 300 \times 100 = 0.6\%$$

7　調理から献立へ

(1)　食事の構成と食品の使い方

　厚生労働省が発表した，平成25年以降の健康日本21（第2次）の中に，"主食・主菜・副菜を組み合わせた食事は日本の食事パターン"という表現が見られる。主食，主菜，副菜を組み合わせること，そこにどんな食品を使っていくか，この2点が栄養のバランスをとる献立作りの基本となる。

　主食（ごはん，めん，パン）とは，穀物などを主材料としたものをいう。主にエネルギー源となるものである。一食の献立の中にかならずとり入れることで，エネルギーのバランスをよくし，脂肪のとり過ぎを予防することにつながる。欧米では穀物を増やすことを食事目標にとり上げている。日本では，主食として食事の中心に位置づけられていた米のとり方が年々減少し，食事がおかず中心に考えられてきているが，献立の中で主食をとり合わせることは，栄養のバランスからみても重要なことである。

　主菜とは，献立の中で主役となる料理である。食品は卵，魚介，肉，または大豆製品を主材料とする。良質なたんぱく質源であり，同時に脂肪，その他の栄養素も摂取できる。

　副菜とは，主菜を嗜好的にも栄養的にも補強する料理である。緑黄色野菜，淡色野菜，芋，くだものなどを主材料としているが，豆製品や魚介，肉なども主菜の補いとして使われる場合もある。ビタミン，ミネラル，また食物繊維の供給源としても重要である。

(2)　献立のパターン

変化に富んだ献立のポイント
①調理法の違い，②味付けの変化，③水分量の差，④切り方の差，⑤歯ざわりの差など。

　日本料理の献立の表し方に，一汁二菜や一汁三菜の呼び方があるが，これは汁と料理の皿数と考え，このパターンを頭に入れておくと便利である。日常の献立では汁物と主になるおかず（主菜）と，それに合うおかず（副菜）一皿から二皿とを組み合わせる。いつも汁を組み入れる必要はないが，汁は野菜や芋，豆製品，または牛乳をとる手段にもなる。しかし，毎食みそ汁をとると，塩分のとり過ぎにもつながるので注意する。

　副菜を二皿以上添えるときは，大きい副菜と小さい副菜（副々菜）を考えるとよい。大きい副菜は，かぼちゃや芋，根菜類，豆製品，あるいは主菜の一部を補う魚や肉と野菜を使ったボリュームある煮物や炒め物などとし，小さい副菜は，お浸し，あえ物，酢の物，サラダなど，野菜を中心にしたものとする。

(3)　献立構成

　食事は「おいしい」「栄養になる」「安全性」「経済性」を考えて，献立構成をする必要がある。

1)　献立作成上の注意点

①食べる人の必要栄養量が満たされるようにする。

②主食，主菜，副菜をそろえ，朝食，昼食，夕食に適切に配分する。

③食べる人の嗜好が満たされる内容にする。

④調理時間，手仕事量，器具などの段どりを考えて計画する。

2）献立作成順序（一食）

①主食を決める……飯，パン，めん，その他。

②主菜を決める……動物性たんぱく質食品を含む食品，魚，肉，卵など。または，植物性たんぱく質食品を含む食品，豆（大豆）および豆製品（豆腐）など。

③副菜を決める……野菜，芋を中心に，魚，肉，卵，豆製品，くだものなどをとり合わせる。

④汁物の有無を含めて決める。

3）食卓構成

①どの料理をどんな食器に，何人分ずつ盛りつけるか。

②どのように配膳するか。

③供食温度は，どのくらいにするか。

4）一日の献立作成

食品は，栄養成分が類似しているものをまとめて，食品群に分類できる。一日に必要な栄養量を充足するために，なにをどれだけ食べたらよいかを具体的に示しているのが食品構成である。食品構成に合わせて，一日の中で，それぞれの食品群をどのくらい摂取したらよいかを三食に配分し（一般的には朝食25〜30％，昼食30〜35％，夕食35〜40％程度），一食の料理構成の量に合わせて献立を作成する。このようにして，一日のトータルで必要な食品群とその量が満たされるよう工夫する（次ページ「表1-8　一人分の料理に使われる食品群別食品の目安量」参照）。

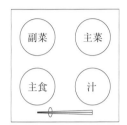

献立例
①一汁二菜
主食：ごはん（パン）
汁：みそ汁（牛乳）
主菜：卵料理
副菜：野菜または果物

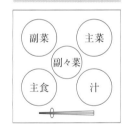

献立例
②一汁三菜
主食：ごはん
汁：みそ汁（すまし汁）
主菜：肉または魚料理
副菜：芋豆製品の煮物・揚げ物・炒め物
副々菜：野菜中心の浸し物・酢の物・サラダ

表1-8　一人分の料理に使われる食品群別食品の目安量

	10 g以下	10〜30 g	30〜50 g	50〜70 g	70〜100 g	100〜150 g	150〜200 g
乳	スパゲッティ用チーズ	チーズ一切れ,クリーム煮用の牛乳	コーンスープの牛乳,ミルク紅茶		ヨーグルト,白ソース		1杯の牛乳
卵		かきたま汁,卵とじ,チャーハン用いり卵,茶わん蒸し		卵豆腐,厚焼き卵,スクランブルエッグ,かに玉,オムレツ			
魚介	浸し物のかつお節	しらす干しのおろしあえ,汁の実用(魚団子,はんぺん,エビなど)	アジの酢の物,マグロの山かけ	アジの開き,スパゲティの具(アサリ,イカ,エビなど)	マグロ刺し身,カキフライ,焼き魚・煮魚・蒸し魚の切り身,サケのムニエル,アジの姿焼き	刺し身盛り合わせ	
肉	スープ用ベーコン	野菜の炒め物用,野菜のそぼろあん,五目とり飯,ハムエッグ,いりどり	汁の実用,コロッケ用ひき肉,シュウマイ,チキンライス,ひき肉団子,青椒牛肉絲	親子丼,酢豚用	豚肉のくわ焼き,鶏肉の松風焼き,カレー・シチュー用,鶏肉のクリーム煮,鶏肉のから揚げ,ハンバーグステーキ	ビーフステーキ,ポークソテー	ローストチキン
豆	汁の実用油揚げ	みそ汁のみそ,みそ煮のみそ,煮豆用乾燥豆	汁の実用豆腐,いなりずし用油揚げ,白あえの豆腐,ポークビーンズ用乾燥豆	いり豆腐	高野豆腐の煮物,生揚げと豚肉のみそ炒め,うずら豆甘煮,うの花いり	擬製豆腐,揚げ出し豆腐,冷ややっこ,湯豆腐,麻婆豆腐	
緑黄色野菜	汁の実(みつば,青ねぎ),青み用パセリ	汁の実(ほうれん草,春菊),色どり用にんじん,さやいんげん	煮物用にんじん,にんじんグラッセ,ピーマンソテー,にんじんポタージュ	ほうれん草ポタージュ,かぼちゃポタージュ	青菜のお浸し・あえ物,青菜ソテー	かぼちゃの含め煮,青菜の煮浸し	
淡色野菜	汁の実(わかめ,きのこ,ねぎ)	汁の実(もやし,なす,たけのこ),たくあん	おろし大根,漬け物(なす,かぶ,きゅうり),きんぴらごぼう,汁の実(大根)	せん切りキャベツ,精進揚げ,キャベツの即席漬け	生野菜のサラダ,茶せんなす	なすの中華風あえ物,大根の煮物,白菜のスープ煮,白菜の溜菜	
芋			ポテトチップ,汁の実用	粉ふき芋,マッシュポテト,ポテトサラダ	重ね煮,コロッケ,大学芋,里芋の煮物,じゃが芋ポタージュ	じゃが芋の炒め煮	
穀物	ソースやスープのルー	天ぷらの衣	マカロニグラタン(乾物)	マフィン用の粉	サンドイッチのパン,かけうどん用(乾めん),スパゲティ用(乾めん)	飯,ピラフ,炊き込みごはん,炊きおこわ	どんぶり用の飯,ちらしずし
油脂	トースト用バター,ソテー用バター,炒め物用油	マヨネーズ,天ぷらの吸油量,サンドイッチ用バター					
砂糖	紅茶・コーヒー用	煮豆用,ゼリー用,ドーナツ用,プディング用	しるこ1杯				

8　切り方の実際

まるむき

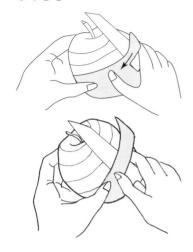

材　　料：りんご，かぶ，じゃが芋

目標時間：りんご1個／3分

手　　順：※ペティナイフがよい
　　　　　①左手は，親指と中指ではさみ持つ。材料を回しながら進む。
　　　　　②右手は，包丁を持つ。刃を左に向け，親指で皮を押さえながらむく。
　　　　　③厚みは，刃の角度で決まる。幅は1～2cmくらいの幅でいつも進める。

評　　価：①皮の厚みと幅がそろっている。
　　　　　②皮はなめらかにむけて，皮がつながっている。
　　　　　③目標時間内にむけている。

皮むき（縦にむく）

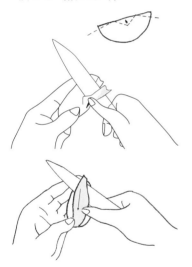

材　　料：りんご，かぶ，じゃが芋

目標時間：りんご1個／5分（½個／3分）

手　　順：※ペティナイフがよい
　　　　　①左手は，親指で下を持ち，他の指で上のほうを持つ。
　　　　　②右手の親指は，材料の下のほうに当て，包丁を持ち，なめらかに移動する。
　　　　　③厚みは刃の角度で決まる。幅は1cmくらいの幅でいつも進める。
　　　　　※りんごの場合は芯をとる。

評　　価：①皮は縦にむき，残りなくむけている。芯が残っていない。
　　　　　②皮が薄くむけ，均一である。
　　　　　③目標時間内にむけている。

かつらむき

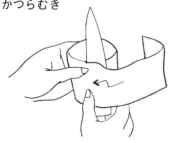

材　　料：大根，きゅうり，うど

目標時間：大根5cm長さ／8分，きゅうり5cm長さ1つ／3分

手　　順：①右手は，刃を左に向け，包丁を材料の全長に合わせる。
　　　　　②左手は材料を持ち，材料を回しながら進む。

評　　価：①厚さが均一になっている。
　　　　　②30cm長さに，最低2枚むくことができる（大根の場合）。
　　　　　③上下ちぎれていない。

薄切り

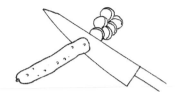

材　　料：きゅうり，にんじん，大根，かぶ，じゃが芋

目標時間：10cm長さ（半月）／2分，きゅうり1本／2分

手　　順：①左手は，指先を内側に曲げて材料を押さえ，これを包丁の
　　　　　　腹に当て，指をずらす。
　　　　　②右手は，包丁を握る。
　　　　　③厚みは用途によるが，2〜3mm。

評　　価：①厚さが適度である。
　　　　　②そろっている。
　　　　　③速度が適当である（つながっていない）。

せん切り

繊維に平行に切る

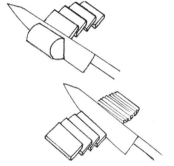

材　　料：大根，にんじん，きゅうり

目標時間：大根5cm長さ，直径6〜7cm，1個／8分（½個／5分）

手　　順：①5〜6cm長さに切り，皮をむく，薄く繊維に平行に切る。
　　　　　②薄切りを少しずつずらして重ね，端から細く切る。
　　　　　※薄切りは庖丁を持つ手の方向に倒す。
　　　　　③太さは用途によるが，1〜3mm。

評　　価：①長さ，厚さが適度である。
　　　　　②そろっている。
　　　　　③速度が適当である。

繊維を断ち切った
斜めのせん切り

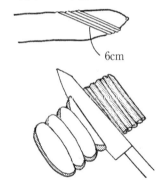

材　　料：きゅうり

目標時間：きゅうり1本／6分

手　　順：①端から斜め6cm長さに切り，薄く平行に切る。
　　　　　②薄切りを少しずつずらして重ね，端から細く切る。
　　　　　③太さは用途によるが，2〜3mm。

評　　価：①長さ，厚さが適度である。
　　　　　②そろっている。
　　　　　③速度が適当である。

短冊切り

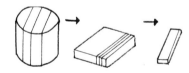

材　　料：大根，にんじん

目標時間：にんじん4cm長さ／4分
　　　　　（例　4cm長さ，直径3.5〜4cm，0.8cm幅，0.2cm厚さの短冊
　　　　　の場合）

手　　順：①短冊にした長さに切る。（4cm長さ）
　　　　　②短冊の幅に切る。（繊維に沿った0.8cm幅）
　　　　　③短冊の厚みに切る。（0.2cm厚さ）

評　　価：①長さ，厚さが適度である。
　　　　　②そろっている。
　　　　　③速度が適当である。

みじん切り

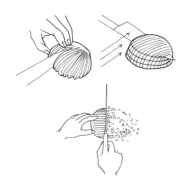

材　　料：玉ねぎ，にんじん，パセリ

目標時間：玉ねぎ½個／5分

手　　順：①切り口を下に，根元を向こうに向けて置き，根元を切り離さないよう，包丁の先で縦に2〜3mm幅に切り込む。
②根元を横に向け，根元の反対側の下より順に，厚みを4〜5mmに切り入れる。
③端から2〜3mm幅に切る。小片とする。
④包丁の先を手で押さえ，刃元を扇状に動かし，トントンと打つ。
※パセリの場合，水気をよくふき取り，茎ごと束ね細かく刻む。

評　　価：①みじんに切れて，大きさが適切である。
②大きさがそろっている。
③速度が適当である。

菊花切り

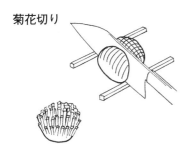

材　　料：かぶ，だいこん

目標時間：かぶ1個／4分

手　　順：①皮をむく。
②下を5mm残し，縦，横に1〜2mm間隔に包丁を入れる。

評　　価：①切り口が正方形で適切である。
②切り残す高さがそろってかぶの元から5mmぐらいである。
③速度が適当である。

蛇腹切り

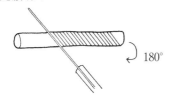

材　　料：きゅうり

手　　順：①きゅうりの太さ½〜⅓ぐらいまで，斜めに2〜3mm幅に包丁目を入れる。
②切り口を真下にして，①と同方向に深さ，幅も同様に切る。

笹がき

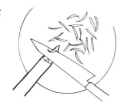

材　　料：ごぼう，にんじん

手　　順：鉛筆を削るように回しながら削る。細くしたい場合はごぼうに縦に包丁目を入れ，同様に削る。

切り方の練習をした後は，料理に仕上げよう

　切り方の練習をした野菜を使って料理を作ろう。本書のさまざまなページにある料理を参考にしよう。

　みそ汁（p.74，115），煮物（p.76，120）などを作ってみよう。にんじんのせん切りは，油でいため，塩蔵たらこを加えて料理したり，きのこなどを加えてきんぴらごぼう（p.76）を作るなど工夫してみよう。

　大根，きゅうり，にんじんなどは，野菜の1％の食塩をふり，10分ほど置いてから水分を絞る。その後，中国風ドレッシング（p.75，76），西洋風ドレッシング（p.72，82），和風の調味酢やあえ衣（p117，173）であえるとよい。

9 魚の下ごしらえ

〈アジ〉

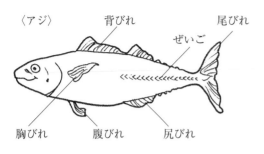

背びれ　　尾びれ
　　　　ぜいご
胸びれ　腹びれ　尻びれ

材　　料：アジ，ニジマス，カマス，キス
目標時間：アジ1尾／5分
評　　価：①うろこ，えら，腸がきれいにとれている。
　　　　　②腹の切り口がきれい。
　　　　　③あごがはずれていない。
　　　　　④速度が適当である。

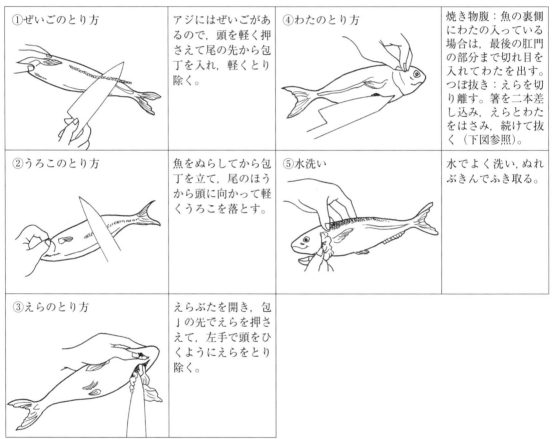

①ぜいごのとり方	アジにはぜいごがあるので，頭を軽く押さえて尾の先から包丁を入れ，軽くとり除く。	④わたのとり方	焼き物腹：魚の裏側にわたの入っている場合は，最後の肛門の部分まで切れ目を入れてわたを出す。つぼ抜き：えらを切り離す。箸を二本差し込み，えらとわたをはさみ，続けて抜く（下図参照）。
②うろこのとり方	魚をぬらしてから包丁を立て，尾のほうから頭に向かって軽くうろこを落とす。	⑤水洗い	水でよく洗い，ぬれぶきんでふき取る。
③えらのとり方	えらぶたを開き，包丁の先でえらを押さえて，左手で頭をひくようにえらをとり除く。		

つぼ抜き

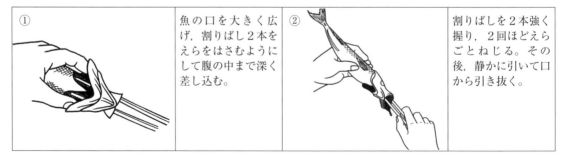

| ① | 魚の口を大きく広げ，割りばし2本をえらをはさむようにして腹の中まで深く差し込む。 | ② | 割りばしを2本強く握り，2回ほどえらごとねじる。その後，静かに引いて口から引き抜く。 |

10　魚の三枚おろし

材　　料：アジ，ニジマス

目標時間：アジ1尾／8〜10分

評　　価：①身の形が整っている。　　　　　④身がなめらかである。

②うろこ（ぜいご）がきれいにとれている。　⑤骨についている身の量が少ない。

　　　（削りすぎ，取り残しのないように）。　⑥腹骨（うすみ）が過不足なくとれている。

③水洗い，ふきとりが充分である。　　⑦速度が適当である。

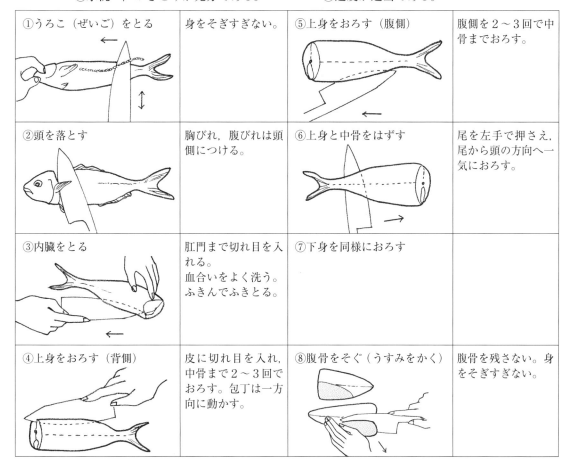

①うろこ（ぜいご）をとる	身をそぎすぎない。	⑤上身をおろす（腹側）	腹側を2〜3回で中骨までおろす。
②頭を落とす	胸びれ，腹びれは頭側につける。	⑥上身と中骨をはずす	尾を左手で押さえ，尾から頭の方向へ一気におろす。
③内臓をとる	肛門まで切れ目を入れる。血合いをよく洗う。ふきんでふきとる。	⑦下身を同様におろす	
④上身をおろす（背側）	皮に切れ目を入れ，中骨まで2〜3回でおろす。包丁は一方向に動かす。	⑧腹骨をそぐ（うすみをかく）	腹骨を残さない。身をそぎすぎない。

11　イワシの手開き

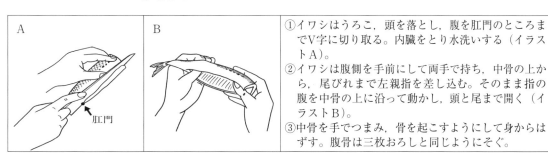

| A | B | ①イワシはうろこ，頭を落とし，腹を肛門のところまでV字に切り取る。内臓をとり水洗いする（イラストA）。
②イワシは腹側を手前にして両手で持ち，中骨の上から，尾びれまで左親指を差し込む。そのまま指の腹を中骨の上に沿って動かし，頭と尾まで開く（イラストB）。
③中骨を手でつまみ，骨を起こすようにして身からはずす。腹骨は三枚おろしと同じようにそぐ。 |

12　魚の串打ち

一尾魚の踊り串

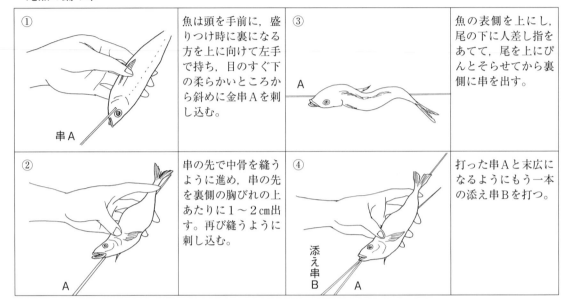

①	魚は頭を手前に，盛りつけ時に裏になる方を上に向けて左手で持ち，目のすぐ下の柔らかいところから斜めに金串Aを刺し込む。
②	串の先で中骨を縫うように進め，串の先を裏側の胸びれの上あたりに1〜2cm出す。再び縫うように刺し込む。
③	魚の表側を上にし，尾の下に人差し指をあてて，尾を上にぴんとそらせてから裏側に串を出す。
④	打った串Aと末広になるようにもう一本の添え串Bを打つ。

平串

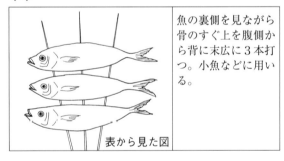

魚の裏側を見ながら骨のすぐ上を腹側から背に末広に3本打つ。小魚などに用いる。

切り身の串打ち

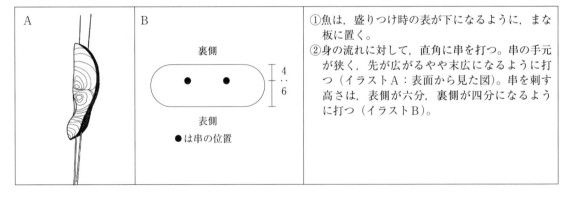

①魚は，盛りつけ時の表が下になるように，まな板に置く。

②身の流れに対して，直角に串を打つ。串の手元が狭く，先が広がるやや末広になるように打つ（イラストA：表面から見た図）。串を刺す高さは，表側が六分，裏側が四分になるように打つ（イラストB）。

2

食材からのアプローチ

1 乳・乳製品類の調理

1－1 乳・乳製品類の特徴

(1) 栄養成分

(可食部100gあたり)

食品名		エネルギー (kcal)	水分 (g)	たんぱく質 (g)	脂質 (g)	炭水化物 (g)	食塩相当量 (g)	主なビタミン・ミネラル
普通牛乳		61	87.4	3.0	3.5	4.4	0.1	Ca
加工乳・濃厚牛乳		70	86.3	3.0	4.2	4.8	0.1	Ca, P
クリーム	乳脂肪	404	48.2	1.6	39.6	10.1	0.1	A
	植物性脂肪	353	55.5	1.1	37.6	2.5	0.1	Na, P
コーヒーホワイトナー (液状, 植物性脂肪)		244	68.4	(3.8)	24.6	(1.8)	0.4	Na, P
ヨーグルト (全脂無糖)		56	87.7	3.3	2.8	3.8	0.1	Ca, P

牛乳のたんぱく質の約80％はカゼインで，残りは乳清たんぱく質である。

(2) 牛乳の調理性

①料理を白く仕上げる……ソース，シチュー，寄せ物

②コロイド[1]の吸着作用により臭み抜きに利用する……レバー

③加熱により，リジンと乳糖のアミノカルボニル反応[2]で，よい焦げ色がつく……ケーキ類

④こく，風味を与える……ソース，シチュー，寄せ物

⑤なめらかな感触に仕上げる……カスタードプディング

⑥糖質の大部分が乳糖で甘味がおだやかである。

(3) 牛乳の調理上の注意点

①泡立ち（吹きこぼれ）……加熱で温度が上昇すると，表面張力が低下し，泡立ちやすくなる。

②酸凝固……トマト，キャベツなどを煮込む料理で凝固することがある。これは野菜から溶出した有機酸などの影響である。

③加熱臭……75℃以上で長く加熱を続けると，特有の加熱臭を生じる。

④じゃが芋の硬化……じゃが芋は牛乳を加えて加熱すると，水煮に比べかたくなる。

(4) クリームの調理性

①風味・こく・まろやかな食感を与える。

②起泡性がある。乳脂肪35％以上の製品は泡立てすぎると分離する。

③植物脂クリームは，起泡性が高く，分離しにくい。

(5) バターの調理性

①クリーミング性[3]がある……バタークリームなど

②ショートニング性[4]がある……クッキーなど

③可塑性[5]がある……バタークリームを用いたデコレーションなど

④風味をつける。

⑤熱媒体となる。焦げやすい。

1) コロイド 微細な粒子が分散している状態。牛乳ではカゼインとカルシウムとが結合して複合体を形成し，コロイド粒子となっている。

2) アミノカルボニル反応（メイラード反応） アミノ化合物と還元糖などのカルボニル化合物との反応で，"メラノイジン"という褐色物質を生じる。

3) クリーミング性 バター，マーガリンなど撹拌すると空気が細かい気泡として抱き込まれる性質。

4) ショートニング性 もろく，砕けやすいショートネスを与える性質。

5) 可塑性 外部の力を除いてもひずみが残り，変形する性質。

1－2　基礎調理

実習テーマ1　フルーツと牛乳

目的 : 果物の種類と牛乳の酸凝固の程度を比較する。

〈材料・分量〉

〈準備〉

いちご　　6粒（　　g）
バナナ　　1本（　　g）
牛乳　　果物重量の70%
　　　　いちご+バナナ
（上白糖　好みで）

①いちごは水洗いして、へたを取り、重量測定
　　　　正味（　　　　g）

②バナナは皮をむき、重量測定してから6等分に切る
　　　　正味（　　　　g）

〈方法〉

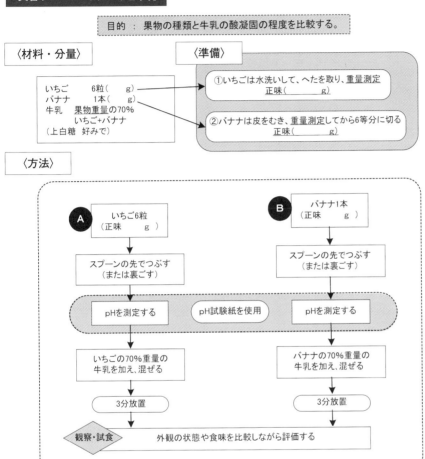

〈結果〉

		A	B
正味重量		いちご6粒　（　　g）	バナナ1本　（　　g）
牛乳添加量		くだものの70%（　　g）	くだものの70%（　　g）
くだもののpH			
食味の特徴	外観		
	酸味		
	食味		

実習テーマ2　チンゲン菜のクリーム煮

目的 ： 牛乳中で野菜を加熱した場合の牛乳の凝固を防ぐ方法を理解する。

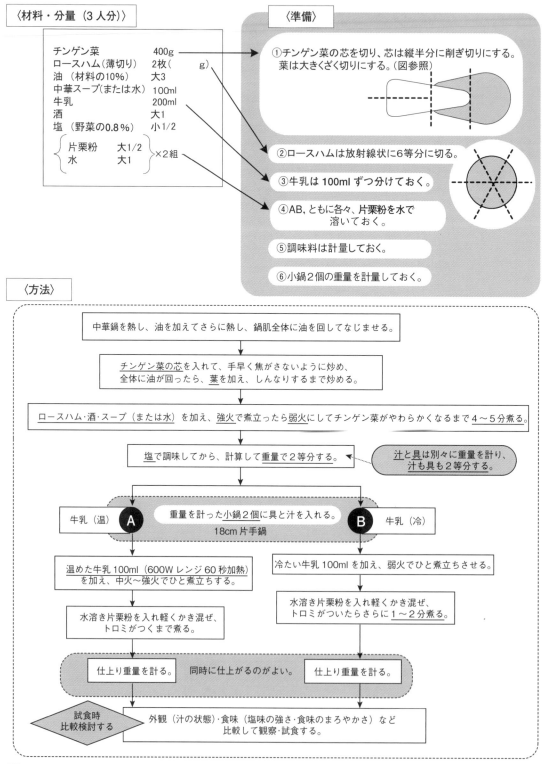

〈材料・分量（3人分）〉

チンゲン菜	400g
ロースハム(薄切り)	2枚（　　　g）
油 （材料の10%）	大3
中華スープ(または水)	100ml
牛乳	200ml
酒	大1
塩 （野菜の0.8%）	小1/2
｛片栗粉　大1/2　水　大1｝×2組	

〈準備〉

①チンゲン菜の芯を切り、芯は縦半分に削ぎ切りにする。葉は大きくざく切りにする。(図参照)

②ロースハムは放射線状に6等分に切る。

③牛乳は100mlずつ分けておく。

④AB, ともに各々、片栗粉を水で溶いておく。

⑤調味料は計量しておく。

⑥小鍋2個の重量を計量しておく。

〈方法〉

中華鍋を熱し、油を加えてさらに熱し、鍋肌全体に油を回してなじませる。

チンゲン菜の芯を入れて、手早く焦がさないように炒め、全体に油が回ったら、葉を加え、しんなりするまで炒める。

ロースハム・酒・スープ（または水）を加え、強火で煮立ったら弱火にしてチンゲン菜がやわらかくなるまで4〜5分煮る。

塩で調味してから、計算して重量で2等分する。 ← 汁と具は別々に重量を計り、汁も具も2等分する。

牛乳（温） Ⓐ　重量を計った小鍋2個に具と汁を入れる。　Ⓑ 牛乳（冷）
18cm 片手鍋

温めた牛乳100ml（600Wレンジ60秒加熱）を加え、中火〜強火でひと煮立ちする。

冷たい牛乳100mlを加え、弱火でひと煮立ちさせる。

水溶き片栗粉を入れ軽くかき混ぜ、トロミがつくまで煮る。

水溶き片栗粉を入れ軽くかき混ぜ、トロミがついたらさらに1〜2分煮る。

仕上り重量を計る。　同時に仕上るのがよい。　仕上り重量を計る。

試食時比較検討する　　外観（汁の状態）・食味（塩味の強さ・食味のまろやかさ）など比較して観察・試食する。

〈結果〉

		A（標準）	B
チンゲン菜の芯の炒め時間（分，秒）			
葉を加えてからの炒め時間（分，秒）			
スープで煮た時間（分，秒）			
水溶き片栗粉を加えてからの時間（分，秒）			
牛乳を加えて加熱した時間（分，秒）			
総加熱時間（分，秒）			
仕上がり重量（g）			
食味の特徴	外観（煮汁の状態）		
	塩味の強さ		
	食味のまろやかさ		

2 卵類の調理

2-1 卵類の特徴

(1) 栄養成分

(可食部100gあたり)

食品名	エネルギー (kcal)	水分 (g)	たんぱく質 (g)	脂質 (g)	炭水化物 (g)	食塩相当量 (g)	主なビタミン・ミネラル	冷凍
全卵	142	75.0	11.3	9.3	3.4	0.4	Na, P, A, B_2	○
卵白	44	88.3	9.5	0	1.6	0.5	Na, B_2	○
卵黄	336	49.6	13.8	28.2	6.7	0.1	Ca, P, Fe, A, B_1, B_2	×

(殻13%, 殻つき鶏卵1個60g, 卵白1個分30gくらい, 卵黄1個分20gくらい)

卵は栄養価の高い動物性たんぱく質で, 調理性が豊かで, 用途が広い。

(2) 調理性

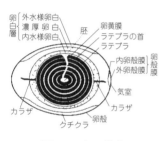

卵黄膜 外水様卵白層 濃厚卵白 内水様卵白層
胚
卵黄膜
ラテブラの首
ラテブラ
内卵殻膜
外卵殻膜
卵殻膜
気室
カラザ
カラザ
クチクラ
卵殻

図2-1 卵の構造

卵の状態と調理特性			料理例
殻つき	熱凝固性		ゆで卵, 半熟卵, 温泉卵
割卵	熱凝固性		目玉焼き, ポーチドエッグ
割りほぐす	生卵の流動性粘着性	生のまま	すきやきのつけ卵, とろろ汁
		熱凝固性	ハンバーグなどのつなぎ コロッケ, フライなどの衣用つけ卵 卵とじ, かきたま汁
	熱凝固性		卵焼き, いり卵
	希釈性 (希釈して使用)	生のまま	ミルクセーキ
		熱凝固性	卵豆腐, 茶わん蒸し, カスタードプディング, だし巻き卵
	起泡性		メレンゲ, スポンジケーキ
	乳化性		マヨネーズ

①熱凝固性……卵白は約58〜60℃で凝固しはじめ, 約80℃で凝固する。卵黄は65℃前後で凝固しはじめ, 70℃で流動性を失い, 75〜80℃で凝固する。凝固温度, かたさなどは, 希釈割合, 希釈物, 添加調味料が影響する。食塩や牛乳中のNa^+, Ca^{2+}は, ゲルをかたくする。砂糖はたんぱく質の凝固を遅らせる。

②起泡性……撹拌により空気を含んで泡を形成する性質がある。特に卵白は泡立ちやすい。

③乳化性……卵白, 卵黄ともにあるが, 特に卵黄は強い乳化力を持つ。卵黄に含まれる脂質のレシチンが, 乳化剤として水中油滴型エマルションを形成。

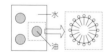

図2-2 水中油滴型 (O/W型) のエマルション

(3) 凝固性・起泡性に及ぼす要因

①卵の鮮度……新鮮卵は泡立ちにくいが, 泡は安定している。

②温度……温度が高いとよく泡立つが, つやのないもろい泡になりやすい。

③砂糖……砂糖の添加量により，ゲルのかたさが異なる。砂糖は泡立ちにくくするが，安定性は著しく向上する。

④温度上昇速度……試料の温度上昇速度により，凝固温度，ゲルのかたさが異なる。温度上昇が速いとすだちが起こりやすい。

⑤油の混入……卵白に少量の油，卵黄の混入で，起泡性が著しく悪くなる。

(4) 特性

①ゆで卵の黄身の表面が暗緑色になることがある。これは，加熱により卵白中の硫化水素が，卵黄中の鉄と結合して硫化第一鉄を形成するためである。

卵焼きをすだれで形成する時も，長くすだれに巻いておくと同様のことが起こる。

②マヨネーズは卵黄（全卵）の乳化性を利用したもの。よく撹拌することが必要。

●失敗したマヨネーズの直し方

その１．失敗したもの小１の中に湯（または酢）小１を加えてよく撹拌した後，残りを少しずつ加えて撹拌する。

その２．新しい卵黄１個に，失敗したものを少しずつ加え，撹拌する。

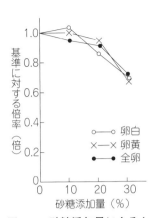

図2-3　砂糖添加量によるかたさの変化（食塩1％，砂糖0％を基準とした）
（栗津原宏子「調理科学」15, p.116, 1982から作図）

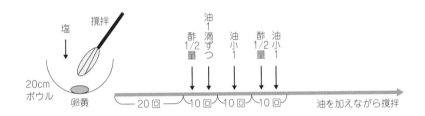

油を加えながら撹拌

〈卵黄１コで作る分量〉		
卵黄		1コ
塩	1.5g	小¼
酢	15g	大1
油		200㎖

2-2 基礎調理

実習テーマ1　いり卵における調味料といり加減

> 目的 ： いり卵における調味料の役割と撹拌の意味について理解する。

〈材料・分量〉　　A,C,D（3区分）を基本として実習する。更に応用として、BやEの区分を加えて実施してもよい。

材料	A	B-1	B-2	C	D	E
		（和風いり卵）		（基準）	（スクランブルエッグ）	（炒蛋）
卵（g）	100	100	100	100	100	100
砂糖（g）	5（卵の5%）	6.5（卵+だしの5%）		–	–	–
食塩（g）	0.5（卵の0.5%）	0.65（卵+だしの0.5%）		0.5（卵の0.5%）	0.3（卵の0.3%）	0.5（卵の0.5%）
だし（g）	–	30（卵の30%）		–	–	–
牛乳（g）	–	–	–	–	15（卵の15%）	–
バター（g）	–	–	–	–	12（卵の12%）	–
油（g）	–	–	–	–	–	25（卵の25%）
合計量（g）	105.5	137.15	137.15	100.5	127.3	125.5
配合の特性	砂糖の添加	砂糖+だしの添加		基準	牛乳+バターの添加	油の添加

＜注意：加熱時間＞　B-1：ちょうどよいところまで加熱，　B-2：パラパラになるまで加熱

〈準備〉

① 鍋（直径18cm）と菜箸を2膳1組にして重量を計っておく。（ガスコンロの場合：直径15cm鍋を使用）

② 卵6個は1個ずつ割卵（正味320g以上あることを確認）した後、よくときほぐす。　　← 3区分の配合を作る場合
　次に、万能こし器とゴムべらを用いてこし、卵白と卵黄が均一な状態の卵液にする。

③ 卵液100g×3区分準備する。→ 調味料を入れてきちんと溶解するよう混ぜる。

〈方法〉

①A～Dの加熱方法

＊〈弱〉260Wの場合、3～4分が目安

- 小鍋に卵100g（+調味料）を入れてよく混ぜ、箸も含めた全体重量を測定する。
- IH調理器（弱）で、絶えずかき混ぜながら、**ちょうどよい状態の時、停止する。** → ストップウォッチで加熱時間を測定
- 直ちに全体重量（箸も含めて）を測定する。 → 卵の仕上り重量を算出する。（準備①が役立つ）
- 皿にあける。

菜箸2膳

＊鍋はIH調理器対応を使用

火力は〈弱〉を使用　260W

プレートの円の上に鍋をのせる。＊鍋を空中に持ち上げないこと。

IH調理器

ガスコンロで行う場合

菜箸2膳　卵（+調味料）　直径15cmの片手鍋　小鉢へ

鍋底をよくかき混ぜる。　中～弱火

静かに沸騰している湯（毎回湯量を確認）

②Eの加熱方法

- 中華鍋を熱し、油を入れ、充分熱する。
- 卵100g+調味料を中華鍋へ入れ、中華べらで撹拌する。 → ストップウォッチで加熱時間を測定
- 皿にあける。 → 卵の仕上り重量を測定する。

油　卵　中華べらで撹拌する。　皿に取り出す。

強火（煙がたつまで充分に）　一気に大きく混ぜる。

〈結果〉

	初めの重量 （a）g	仕上がり重量 （b）g	重量減少率% (a−b)／a×100	いり時間	色	粒の大きさ	食味 （やわらかさ，しっとりさ）
A				分　秒			
B−1				分　秒			
B−2				分　秒			
C				分　秒			
D				分　秒			
E				分　秒			

※Cを基準に比較するとよい。

※初めの重量の多いB，D，Eのいり時間にも注目して考察する。

〈ポイント〉

＊いり卵における調味料の添加量（％）と役割を考える。

 1）塩

 2）砂糖

 3）だし

 4）バター

 5）サラダ油

実習テーマ2　目玉焼き

目的 ： 目玉焼きにおける<u>水の役割</u>と<u>火加減</u>について理解する。

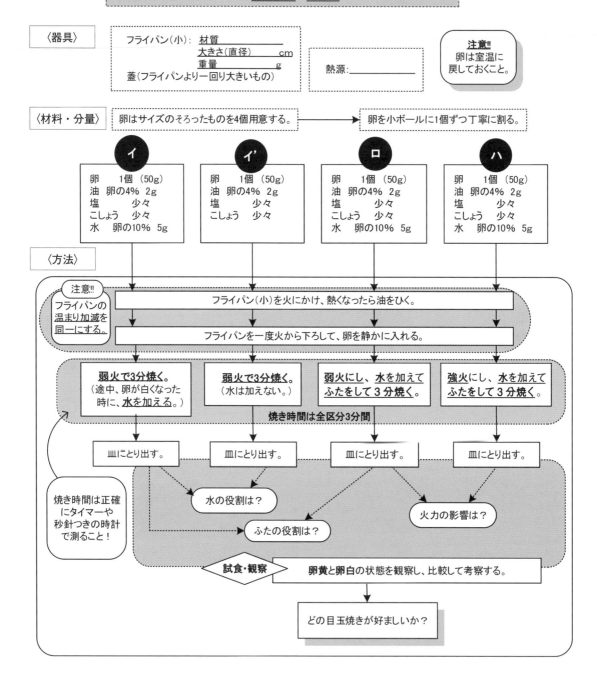

〈器具〉

フライパン(小)： <u>材質</u>
<u>大きさ(直径)</u>　cm
<u>重量</u>　g
蓋(フライパンより一回り大きいもの)

熱源：

注意!!
卵は室温に
戻しておくこと。

〈材料・分量〉　卵はサイズのそろったものを4個用意する。　　卵を小ボールに1個ずつ丁寧に割る。

イ

卵　1個（50g）
油　卵の4% 2g
塩　　少々
こしょう　少々
水　卵の10% 5g

イ'

卵　1個（50g）
油　卵の4% 2g
塩　　少々
こしょう　少々

ロ

卵　1個（50g）
油　卵の4% 2g
塩　　少々
こしょう　少々
水　卵の10% 5g

ハ

卵　1個（50g）
油　卵の4% 2g
塩　　少々
こしょう　少々
水　卵の10% 5g

〈方法〉

注意!!
フライパンの
<u>温まり加減を
同一にする。</u>

フライパン(小)を火にかけ、熱くなったら油をひく。

フライパンを一度火から下ろして、卵を静かに入れる。

<u>弱火で3分焼く。</u>
（途中、卵が白くなった
時に、<u>水を加える。</u>）

<u>弱火で3分焼く。</u>
（水は加えない。）

<u>弱火にし、水を加えて
ふたをして 3 分焼く。</u>

<u>強火にし、水を加えて
ふたをして 3 分焼く。</u>

焼き時間は全区分3分間

皿にとり出す。

皿にとり出す。

皿にとり出す。

皿にとり出す。

焼き時間は正確
にタイマーや
秒針つきの時計
で測ること！

水の役割は？

ふたの役割は？

火力の影響は？

試食・観察　　**卵黄と卵白の状態を観察し、比較して考察する。**

どの目玉焼きが好ましいか？

〈結果〉

			イ	イ'	ロ	ハ
加熱時間（分，秒）						
文章で表現する	食味の特徴《卵黄》	外観（表面色）				
		やわらかさ				
	食味の特徴《卵白》	外観（表面）				
		外観（裏面）				
		やわらかさ				
好みの順						

〈ポイント〉

＊水を加える理由を考える。

＊ふたをして加熱すると卵黄の上に白膜がかかったようになる理由を考える。

2－3　応用調理

オムレツ

	（1人分）
卵	2個100g
塩（卵の0.2～0.3%）	
こしょう	少々
バター	5g

※フライパンは油ならしをする。

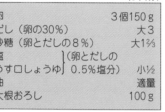

卵を1個ずつ割り入れる
塩・こしょう
混ぜる
バターを溶かし卵液を入れる
手早く全体を混ぜる

半熟状態になったら火からはずし、フライパンの柄を持ちあげて、中央に向かって折りたたむ
なべの柄をトントンたたき、卵を1回転させ裏を焼き、再び返す
合わせ目が底になるように器に盛る

厚焼き卵

	（3人分）
卵	3個150g
だし（卵の30%）	大3
砂糖（卵とだしの8%）	大1⅔
塩 ┐（卵とだしの	
うす口しょうゆ┘0.5%塩分）	小½
油	適量
大根おろし	100g

※卵焼き器は油ならしをする。

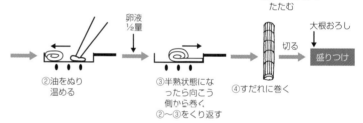

卵を1個ずつ割り入れる
砂糖・塩・しょうゆ
だし
混ぜる
油
卵液⅓量
①手早く手前へたたむ

②油をぬり温める
卵液½量
③半熟状態になったら向こう側から巻く、②～③をくり返す
④すだれに巻く
切る
大根おろし
盛りつけ

目玉焼き

	（1人分）
卵	1個50g
油（卵の5%）	
塩（卵の0.4～0.5%）	
こしょう	少々
水（卵の10%）	小1

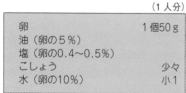
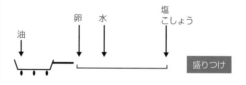

油
卵　水
塩こしょう
盛りつけ

卵豆腐

	（14×11×4cmの流し缶）
卵	4個
だし	200～300ml
塩 ┐	
しょうゆ┘（卵とだしの0.5～0.6%塩分）	
みりん	小½
だし	200ml
うす口しょうゆ（だしの1～1.2%塩分）	
わさび	

卵：だし＝1：1容量比

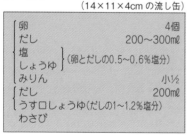
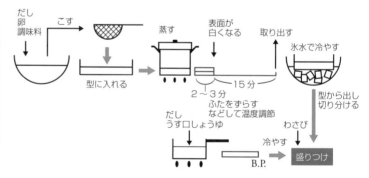

だし
卵
調味料
こす
蒸す
表面が白くなる
取り出す
氷水で冷やす
型に入れる
2～3分
ふたをずらすなどして温度調節
15分
型から出し切り分ける

だし
うす口しょうゆ
B.P.
わさび
冷やす
盛りつけ

芙蓉蟹 _{フウ ロン シェ}

（4人分）

卵		4個200g
{ カニ		80g
酒		小1
ねぎ		10g
塩（卵の0.3%）		
グリーンピース		大1
油（卵の25%）		50g
▶甘酢あん		
中華スープ		150㎖
しょうゆ（スープの1.5%塩分）		
砂糖（スープの4%）		
{ 片栗粉（スープの5%）		大¾
水		大1½
酢（スープの6〜7%）		
しょうが汁		小½

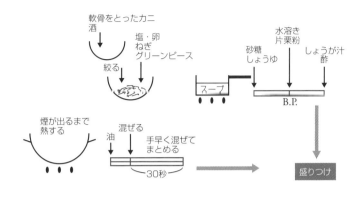

スポンジケーキ

	A	B	C
薄力粉	50g	75g	100g
卵	2個	3個	4個
砂糖	50g	75g	100g
バター	20g	30g	40g
バニラエッセンス			少量
生クリーム			100㎖
砂糖			大1½
コアントロー			小1
いちご			6個

ケーキ型：A　　15cm丸型
　　　　　B，C　18cm丸型

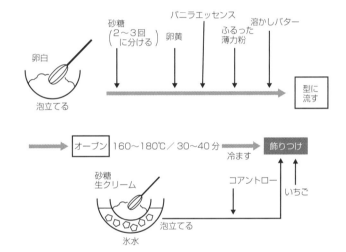

カスタードプディング （6個分）

卵		2個100g
牛乳		300㎖
砂糖（卵と牛乳の10〜15%）		50g
バニラエッセンス		少量
バター		少量
▶カラメルソース		
砂糖		30g
水		大½
水		大1〜

※オーブンで加熱する場合
　湯煎で180〜190℃ 25分〜

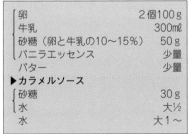

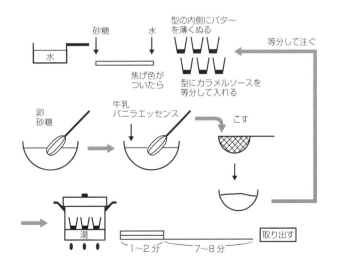

3 肉類の調理

3−1 肉類の特徴

(1) 栄養成分

(可食部100 gあたり)

食品名	エネルギー(kcal)	水分(g)	たんぱく質(g)	脂質(g)	炭水化物(g)	食塩相当量(g)	主なビタミン・ミネラル	冷凍
鶏胸皮付（普）	229	62.6	(15.5)	16.5	4.7	0.1	K, P, ナイアシン	○
鶏もも皮付（普）	234	62.9	(17.4)	18.3	0	0.1	K, P, ナイアシン	○
豚ロース脂付	248	60.4	17.2	18.5	3.0	0.1	K, P, B₁	○
豚もも脂なし	138	71.2	18.0	5.4	4.3	0.1	K, P, B₁, ナイアシン	○
牛リブロース	380	47.9	12.5	35.0	3.9	0.1	K, P	○
牛もも脂なし	169	68.2	17.1	9.2	4.4	0.1	K, P, ナイアシン	○

肉の種類や部位により，肉のかたさや脂肪の分散状態が異なる。

表2-1 筋肉たんぱく質の種類と特徴

種類	筋原線維たんぱく質	筋形質たんぱく質	肉基質たんぱく質
分子の形	線維状	球状	線維状または網状
所在	筋肉繊維	細胞液	結合組織
おもなたんぱく質	アクチン ミオシン	ミオゲン グロブリン	コラーゲン エラスチン
加熱による変化	線維状に凝固	豆腐状に凝固	かたく凝固，水と長時間加熱で軟化
鶏むね肉	92%		8%
牛すね肉	44%		56%

（清水亘他訳『食肉の化学』p. 163，地球出版，1964から作表）

表2-2 動物脂肪の融点

脂肪の種類	融点（℃）
牛脂	40〜45
豚脂	33〜46
羊脂	44〜55
鶏脂	30〜32
鴨脂	27〜39

（清水亘他訳『食肉の化学』p.123，地球出版，1964から作表）

(2) 調理性

①加熱して食する……微生物や寄生虫による危険を少なくする。

②肉は加熱すると味，香り，色，テクスチャーの変化が大きくなり，嗜好性が増す。

③肉の種類，部位によって味，テクスチャーが異なる。

(3) 加熱による変化

①色の変化……たんぱく質と結びついたヘム色素が赤みを失って褐色になる。

②においの変化……たんぱく質と脂肪とが混合して加熱香気を発し，メイラード反応による焦げの香ばしさが加わる。

③テクスチャーの変化……構成するたんぱく質により異なるが，適度な加熱によりたんぱく質が変化し，弾力のあるテクスチャーになる。

④肉のコラーゲンの収縮……約65℃で起こり，加熱温度が高いほど収縮率が高い。

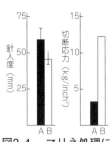

図2-4 マリネ処理による肉の軟化効果

A：1.5%酢酸浸漬
B：水浸漬

（妻鹿絢子ら「調理科学」13, p.199,1980から作図）

⑤味の変化……うま味を強く感じる。

⑥調味料による変化……食塩，酒，しょうゆ，酢などは，肉の保水性を高める。

⑦重量の減少……肉の保水性の低下により肉汁が出，脂肪が溶ける。

(4) 種類，部位

　種類，部位によってたんぱく質の組成，脂肪の分散が異なり，適する料理がある。

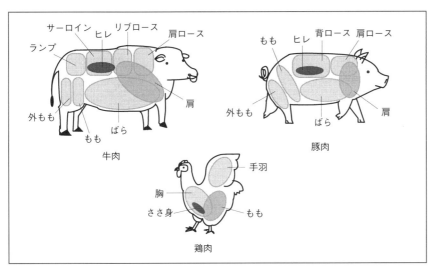

図2-5　肉の部位の名称

(5) ひき肉の栄養成分

(100 g あたり)

食品名	エネルギー (kcal)	水分 (g)	たんぱく質 (g)	脂質 (g)	炭水化物 (g)	食塩相当量 (g)	主なビタミン・ミネラル	冷凍
牛ひき肉	251	61.4	14.4	19.8	3.6	0.2	K, P, Fe	○
鶏ひき肉	171	70.2	14.6	11.0	3.4	0.1	K, ナイアシン	○
豚ひき肉	209	64.8	15.9	16.1	(0.1)	0.1	K, P, B₁, ナイアシン	○

(6) ひき肉の調理性

①よく混ぜると結着性[1] が増す。

②自由に成型できる。

③水中では，うま味が溶出しやすい。

④添加材料により，味，テクスチャーが変化する。

　食塩……結着性を増し，保水性が向上する

　卵，片栗粉，小麦粉……つなぎとして使われる

　ねぎ類，しょうが，酒，牛乳……肉の臭みを消す

　食パン，水……肉が縮まるのを防ぐ

　炒めた玉ねぎ，油脂……風味を向上させる

> **1) 結着性**　肉片などに水や脂肪等を加えて練り合わせた場合，それらが互いに密着する性質をいう。

3−2　基礎調理

実習テーマ1　ポークソテー

目的 ： 筋切りや肉たたきの意味, 塩の影響を理解する。

〈材料・分量（4人分）〉

注）肉は大きさ・重さ
形をそろえる。

豚背ロース（1cm厚さ）4枚（　　　　g）

> 塩　肉の1%
> こしょう

油　肉の3〜4%（テフロンの場合　小1）

脂肪　　　筋

盛りつけ時の表　　　筋切り
（筋を切る部分）

〈方法〉

生肉重量を1枚ずつ
測定しておく。

Ⓐ（生　　　g）　　Ⓑ（生　　　g）　　Ⓒ（生　　　g）　　Ⓓ（生　　　g）

筋切りをする（上記図を参考に）

肉たたきで叩き、
元の形に整える

塩・こしょうで下味をつけておく
　肉3枚分（B〜D ＿＿＿＿g）に肉重量の1%の塩（　　g）と
　こしょう少々をする。その後、10分間置く。

10分後、肉表面に出た汁気をペーパータオルでふき取る。

焼き方は
以下参照

1回目にAとBを同じフライパンで
同時に焼く。

2回目にCとDを同じフライパンで
同時に焼く。

焼き上がり重量を
測定する。

（焼　　　g）　　（焼　　　g）　　（焼　　　g）　　（焼　　　g）

Ⓐ　　　　Ⓑ　　　　Ⓒ　　　　Ⓓ

試食時
比較検討する

塩の役割は？　　肉たたきの効果は？　　筋切り・肉たたき
の効果は？

肉の焼き方 ： 標準的な焼き方

火を強め、表になる方から入れる。

フライパンを熱し、
油を入れる。

肉　　　裏返す　　焼き油を
捨てる

焼き油は乾いた
ボールに集める。
（火傷に注意！）

皿に
盛りつけ

30　　　30
秒　　　秒
　1.5〜2分　1.5〜2分

備考： **オーブン**で焼いてもよい
（　　　　℃,　　　　分）

※直径の大きなフライパンがあれば、A〜Dを同時に焼いてもよい。

〈結果〉

	1回目		2回目	
	A	B	C	D
	筋切りあり，塩なし，肉たたきなし	筋切りあり，塩あり，肉たたきなし	筋切りあり，塩あり，肉たたきあり	筋切りなし，塩あり，肉たたきなし
生肉重量（g）…a				
加熱後重量（g）…b				
焼き時間(分，秒)				
重量減少率（%）（a－b）／a×100				
文章で表現する　形（わん曲の程度）				
焼き色（表・裏）				
焼き加減※				
ぱさつき				
かたさ				
肉の味わい・塩味の程度				

※　焼きすぎ…○　食べごろ…◎　生っぽい…●　で評価する。
※　注意：試食時は同じ部位を食べること。

〈ポイント〉

＊豚背ロースの筋切りをする理由を考える。

＊ずっと弱火で焼くことをしない理由を考える。

＊肉に対する食塩の役割を考える。

実習テーマ2　ハンバーグ

目的 ： 肉の練り方の程度・副材料の配合割合がハンバーグステーキの食味に及ぼす影響を知る。

〈材料・分量〉　**基本としてA〜D（D-1およびD-2）の区分、を実習する。**

(g)

	A	B	C	D	E	F
牛赤身ひき肉	100	100	100	200	100	100
玉ねぎ	0	0	30	60	30	30
油	0	0	2	4	2	0
生パン粉 [1]	0	10	0	20	30	10
食塩 [2]	0.6	0.7	0.8	1.7	1.0	0.8
こしょう、ナツメグ	少々	少々	少々	少々	少々	少々
卵 [3]	10	11	13	28	16	14
配合の特性	肉だけ	パン粉入り	炒め玉ねぎ入り	標準	パン粉2倍	生玉ねぎ入り

1) 乾燥パン粉を用いる場合は、同重量の牛乳を加えるとよい。
2) 肉＋玉ねぎ＋パン粉の重量に対して0.6%
3) 肉＋玉ねぎ＋パン粉の重量に対して10%
＊こね回数を比較しない場合：Dは1/2量で行う。

＊こね回数の比較：D-1は標準のこね回数、　D-2はその2倍
　　　　　　　出来上がり、口触りの差異を比較してみよう。

＊＊応用展開：EとFの配合も確認してみよう。

次ページのように作成　　→　100g（1個分）とり、成形する　**D-1**

D-1の2倍の回数を混ぜる

100g（1個分）とり、成形する　**D-2**

〈準備〉

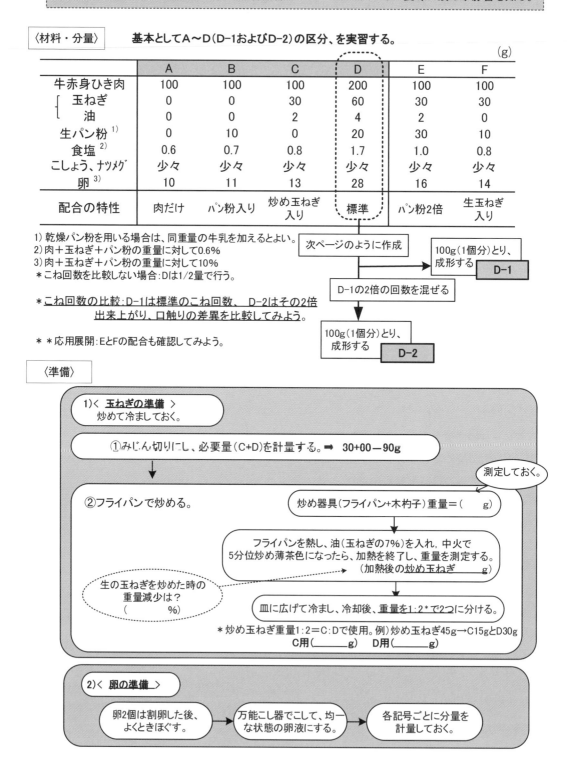

1)< 玉ねぎの準備 >
炒めて冷ましておく。

①みじん切りにし、必要量（C+D）を計量する。➡　30+00ー90g

測定しておく。

②フライパンで炒める。　　炒め器具（フライパン+木杓子）重量＝（　　g）

フライパンを熱し、油（玉ねぎの7%）を入れ, 中火で
5分位炒め薄茶色になったら、加熱を終了し、重量を測定する。
（加熱後の炒め玉ねぎ　　g）

生の玉ねぎを炒めた時の
重量減少は？
（　　　%）

皿に広げて冷まし、冷却後、重量を1：2＊で2つに分ける。

＊炒め玉ねぎ重量1：2＝C：Dで使用。例)炒め玉ねぎ45g→C15gとD30g
C用(　　　g)　　D用(　　　g)

2)< 卵の準備 >

卵2個は割卵した後、
よくときほぐす。　→　万能こし器でこして、均一
な状態の卵液にする。　→　各記号ごとに分量を
計量しておく。

〈方法〉

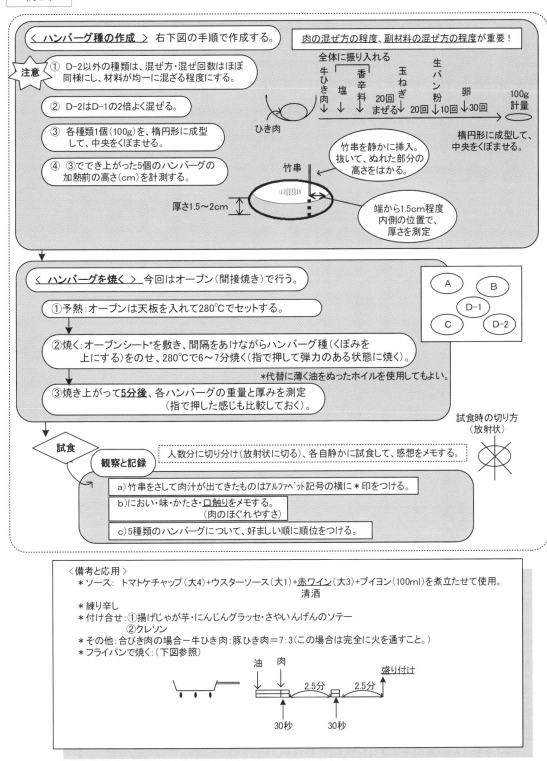

< ハンバーグ種の作成 > 右下図の手順で作成する。

肉の混ぜ方の程度、副材料の混ぜ方の程度が重要！

注意
① D-2以外の種類は、混ぜ方・混ぜ回数はほぼ同様にし、材料が均一に混ざる程度にする。

② D-2はD-1の2倍よく混ぜる。

③ 各種類1個(100g)を、楕円形に成型して、中央をくぼませる。

④ ③ででき上がった5個のハンバーグの加熱前の高さ(cm)を計測する。

全体に振り入れる
牛ひき肉 → 塩 → 香辛料 → 玉ねぎ 20回まぜる → 生パン粉 20回 → 卵 10回 → 30回 → 100g計量

ひき肉

楕円形に成型して、中央をくぼませる。

竹串を静かに挿入。抜いて、ぬれた部分の高さをはかる。

竹串

厚さ1.5〜2cm

端から1.5cm程度内側の位置で、厚さを測定

< ハンバーグを焼く > 今回はオーブン（間接焼き）で行う。

①予熱：オーブンは天板を入れて280℃でセットする。

②焼く：オーブンシート*を敷き、間隔をあけながらハンバーグ種（くぼみを上にする）をのせ、280℃で6〜7分焼く（指で押して弾力のある状態に焼く）。

*代替に薄く油をぬったホイルを使用してもよい。

③焼き上がって**5分後**、各ハンバーグの重量と厚みを測定（指で押した感じも比較しておく）。

A　B　D-1　C　D-2

試食時の切り方（放射状）

試食

観察と記録

人数分に切り分け（放射状に切る）、各自静かに試食して、感想をメモする。

a)竹串をさして肉汁が出てきたものはアルファベット記号の横に＊印をつける。

b)におい・味・かたさ・口触りをメモする。（肉のほぐれやすさ）

c)5種類のハンバーグについて、好ましい順に順位をつける。

〈備考と応用〉
　＊ソース：トマトケチャップ（大4）+ウスターソース（大1）+赤ワイン（大3）+ブイヨン（100ml）を煮立たせて使用。
　　　　　　　　　　　　　　　　　　　　　　清酒

　＊練り辛し
　＊付け合せ：①揚げじゃが芋・にんじんグラッセ・さやいんげんのソテー
　　　　　　　②クレソン
　＊その他：合びき肉の場合ー牛ひき肉：豚ひき肉＝7:3（この場合は完全に火を通すこと。）
　＊フライパンで焼く：（下図参照）

油　肉　　　　　　　　盛り付け
2.5分　　2.5分
30秒　　30秒

〈結果〉

	A	B	C	D-1	D-2	E	F
焼く前の重さ（g）…イ							
焼き上がり後の重さ（g）…ロ							
重量減少率（%）（イ－ロ）／イ×100							
はじめの厚さ（cm）…a							
焼き上がりの厚さ（cm）…b							
変形率（%）（b－a）／a×100							
焼き時間（分）・温度（℃）							
焼き上がったものを箸で押し，かたい順に順位をつける							
試食して言葉で表現する におい							
味わい							
やわらかさ							
口ざわり							
総合的なおいしさ							
好ましい順に順位をつける							
好ましい理由							

〈ポイント〉

＊玉ねぎ 30g＋60g＝90g…a 重量減少率（%）（a－b）／a×100＝（ 　　　 %）
　炒めた玉ねぎ（ 　　 g）…b 炒め時間（ 　分 　秒）

＊玉ねぎの役割を考える。

＊玉ねぎを炒めて使用する理由を考える。

＊食塩の効果，混ぜ回数の影響を考える。

＊パン粉の役割を考える。

＊中心部を凹ませる理由を考える。

3-3　応用調理

豚肉のロベール風マッシュポテト添え

	（4人分）
豚肩ロース肉	4枚400 g
塩（肉の0.5〜0.8%）	
こしょう	少々
油（肉の3%）	大1
薄力粉	小2
玉ねぎ	150 g
トマト水煮（缶）	200 g
ピーマン	1個40 g
ブイヨン	250㎖
ロリエ	1枚
パセリのみじん切り	少々
ピクルス	4枚
▶マッシュポテト	
じゃが芋	200 g
バター（芋の10%〜）	20 g〜
塩（芋の0.3%）	
こしょう	少々
牛乳	80㎖

※豚肩ロース肉は鶏もも肉でもよい。

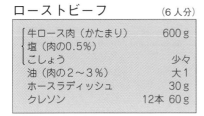
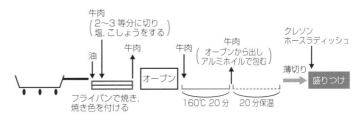

ローストビーフ

	（6人分）
牛ロース肉（かたまり）	600 g
塩（肉の0.5%）	
こしょう	少々
油（肉の2〜3%）	大1
ホースラディッシュ	30 g
クレソン	12本 60 g

ロールキャベツ

	（4人分）
キャベツ（大きい葉8枚）	800 g
合いびき肉	200 g
玉ねぎ（みじん切り）	80 g
パン粉	30 g
牛乳	大2
卵	30 g
塩（肉の1%塩分）	小⅓
こしょう	少々
水	300㎖
ブイヨンキューブ	½個
トマトピューレ	大4
塩	
こしょう	少々
バター	10 g
小麦粉	小2

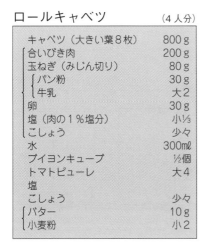
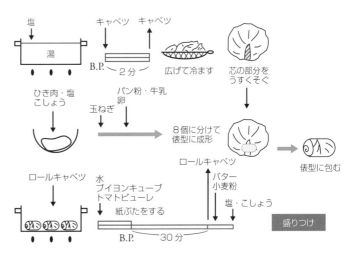

鶏肉のから揚げと
ピーマンの炒め物　　（6人分）

鶏もも肉	500 g
しょうが汁	小1
しょうゆ（肉の0.5～1％塩分）	
酒（しょうゆと同容量）	大1
片栗粉	大3
ピーマン	100 g
揚げ油	
しょうゆ（肉とピーマンの0.5％塩分）	大1
酒（肉とピーマンの2％）	大1弱
砂糖（肉とピーマンの0.5％）	小1

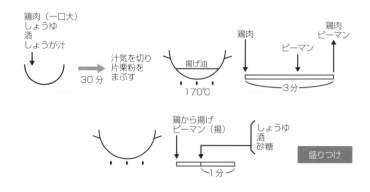

※炒めない場合は肉の0.8～1％塩分のしょうゆに変更。

豚肉のくわ焼き　　（4人分）

豚背ロース肉（3～4mm厚さ）	300 g
しょうゆ（肉の1～1.5％塩分）	
酒（肉の5％）	
砂糖（肉の2～3％）	
油（肉の5％）	大1¾
青ねぎ	3本
▶蛇腹きゅうり甘酢漬け	
きゅうり	1本100 g
塩水（4～5％塩分）	200mℓ
酢（きゅうりの15％）	大1
砂糖（きゅうりの6％）	小2
塩（きゅうりの0.5％）	ミニ½弱
昆布	3cm角
赤とうがらし	½本

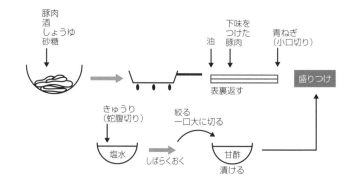

※しょうが焼きは材料にしょうが汁小2を加える。

ビーフストロガノフ　　（6人分）

牛ヒレ肉（1cm厚さ）	400 g
塩（肉の0.4％）	小¼
こしょう	少々
薄力粉（肉の3％）	大1¼
パプリカ	小1
油（肉の5～6％）	大2
ブランデー	大2
玉ねぎ	200 g
マッシュルーム	150 g
バター（野菜の8％）	28 g
トマトピューレ	50 g
ブイヨン	200 g
薄力粉	大1
塩（材料の0.6％）	
サワークリーム	50 g
パスタ	120 g
バター	24 g
塩	少々
クレソン	6本

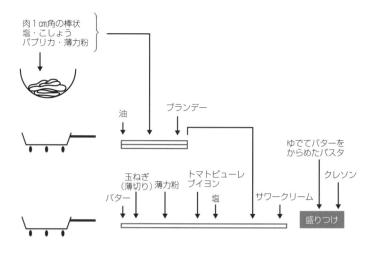

ミートローフ　　　　　　　　（6人分）

合いびき肉	400 g
塩（肉の1％）	小⅔
ナツメグ・こしょう	少々
卵	1個
生パン粉（肉の10％）	40 g
牛乳	大3
玉ねぎ	150 g
油	大1
ベーコン	2枚
じゃが芋（冷凍）	300 g
油	少々
塩（芋の0.5％）・こしょう	少々

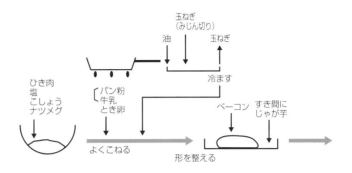

青菜丸子湯（チンツァイワンズータン）

	（4人分）	（6人分）
チンゲン菜	200 g	300 g
豚ひき肉	150 g	200 g
しょうが汁（肉の3％）	小1弱	小1
ねぎ（肉の10％）	15 g	20 g
塩（肉の1％）	小¼	小⅓
酒 （肉の50％）	大2	大2
水	大3	大4
片栗粉（肉の3％）	小1½	小2
はるさめ	15 g	20 g
湯	700mℓ	1200mℓ
塩（湯の0.3％）		
酒　大2・こしょう　少々		

※チンゲン菜は白菜でもよい。

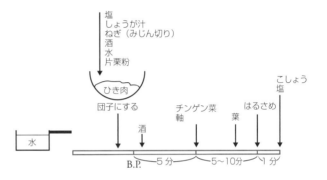

鶏そぼろ丼　　　　　　　　　（3人分）

鶏ひき肉	150 g
砂糖（鶏の4％）	大⅔
しょうゆ（鶏の1.5％塩分）	大⅔強
酒	大1
しょうが汁	小1
卵	100 g
砂糖（卵の6％）	小2
塩（卵の0.3％）	
さやえんどう	40 g
甘酢しょうが	20 g
白飯	450 g

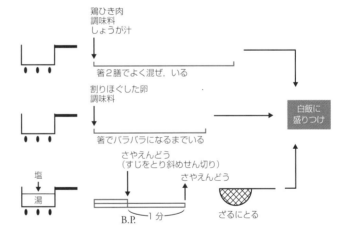

芋頭鶏（ユイトウジー）　　　（6人分）

鶏骨付もも肉（ぶつ切り）	400 g
しょうゆ（肉の0.5％塩分）	小2
酒	小2
油（肉の3％）	大1
里芋	300 g
長ねぎ	10㎝
しょうが（うす切り）	2～3枚
スープまたは水	300mℓ
酒	大1
しょうゆ（材料の1～1.2％）	大2⅓～大3弱
砂糖（材料の3％）	大2⅓

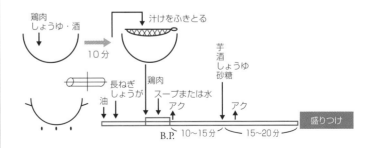

4　魚類の調理

4-1　魚類の特徴

(1) 栄養成分

（可食部100gあたり）

	エネルギー（kcal）	水分（g）	たんぱく質（g）	脂質（g）	炭水化物（g）	食塩相当量（g）	主なビタミン・ミネラル	旬	冷凍
アジ	112	75.1	16.8	3.5	3.3	0.3	Na, K, P,ナイアシン	春・夏	○
イワシ	156	68.9	16.4	7.3	6.3	0.2	Na, K, P, B_2,ナイアシン	春・夏	○
マグロ(赤身)	115	70.4	22.3	0.8	4.9	0.1	K, P, A,ナイアシン	春・夏	○
サケ	124	72.3	18.9	3.7	3.9	0.2	K, P,ナイアシン	春・夏	○
イカ	76	80.2	(13.4)	0.3	4.7	0.5	Na, K, P	夏	○

表2-3　魚類筋肉のたんぱく質組成

（%）

種類	筋原線維たんぱく質	筋形質たんぱく質	肉基質たんぱく質
ブリ	60	32	3
サバ	67	30	2
カマス	65	31	3
イカ	77〜85	12〜20	2〜3
ハマグリ（閉塞筋）	57	41	2
ハマグリ（足　筋）	33	56	11

（須山三千三・鴻巣章二編『水産食品学』恒星社厚生閣，p.18，1999）

(2) 調理性

においの成分　魚の生臭さは，塩基性のアミン，とくにメチルアミンが主因。メチルアミンは呈味成分が細菌により分解されて生じたものである。メチルアミンは鮮魚にも含まれるが，鮮度が低下すると多くなる。

①旬がある……魚介類は季節によって味が異なる。通常産卵期の前に活発にえさをとり，うま味や脂肪が増して最もおいしくなる。この時期を旬とよぶ。

②生でも食される……刺し身として生食する場合，鮮度が大切である。

③肉質がやわらかい……結合組織（基質たんぱく質）の割合が食肉より少ない。

④加熱による変化……たんぱく質の凝固，脂質の溶出が起こり，風味，テクスチャーが変化する。魚肉は食肉類と異なり，筋隔膜（肉基質たんぱく質）で仕切られた筋節の構造で，加熱すると筋隔膜がゼラチン化してほぐれやすくなる。また，加熱した魚肉のかたさは，筋形質たんぱく質の量が影響し，加熱凝固すると筋線維を結着させるので，量が多いとかたく締まり，少ないと筋繊維はほぐれやすくなる。

⑤コラーゲンのゼラチン化……カレイ，ヒラメなどの煮魚を冷却したとき，煮こごり[1]となる。

1）煮こごり　煮汁などが冷蔵庫に放置したさいに固まったもので，料理として仕立てることもある。結合組織の多いヒラメ，カレイなどは，溶出したゼラチンがゲル化するため，煮こごりが生じやすい。

⑥調味料による変化

食塩……脱水がみられ，魚肉はしまる。肉質の保水性を高める。

酒，酢，みりん，しょうゆ，みそなど……魚臭の抑制効果がある。

みそ漬け……魚臭をみそのにおいで消すとともに，保存性を向上させ，塩味，うま味，甘味などの味をつけることを目的としている。同時に漬けている間に，みその酵素（プロテアーゼ）が作用して魚肉のテクスチャーが変化する。長時間つけるとテクスチャーはもろくなる傾向がみられる。

(3) 赤身魚，白身魚

赤身魚と白身魚では，それぞれ特性があるため（表2-4），調理用途も異なる。

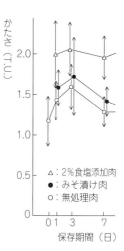

図2-6 カマスサワラ肉のみそ漬け処理保存によるかたさの変化
（下村道子「家政誌」38，p.16，1987から作図）

表2-4 白身魚，赤身魚の特徴

		白身魚	赤身魚	
生息域		沿岸域 （磯魚，底魚）	沿岸表層回遊魚	遠洋回遊魚
魚種		タイ，ヒラメ，カレイ，スズキ，フグ	サバ，アジ，イワシ	マグロ，カツオ
ミオグロビン・ヘモグロビン量		少ない	中間	多い
血合肉		少ない	中間	多い
筋肉たんぱく質	筋形質たんぱく質	少ない	中間	多い
	筋原線維たんぱく質	多い	中間	少ない
	肉基質たんぱく質	多い	中間	少ない
加熱による魚肉の色の変化		変化なし	中間	褐色に変化
魚肉の状態	生の魚肉	柔軟で弾力があり，かたい	中間	柔軟で弾力は少なく，やわらかい
	加熱した魚肉	くずれやすい	中間	かたく締まる

○サケ・マス

サケやマスはミオグロビン・ヘモグロビン量が少なく，アスタキサンチンが多く含まれている。そのため，加熱しても肉の色の変化は少ない。アスタキサンチンは，魚の生体内で生産されないので餌に由来する。

4－2 基礎調理

実習テーマ1　焼き魚における調味料の種類と役割

> 目的 ： 魚の焼き上がり状態や食味に及ぼす調味料の影響
> 切り身魚の塩焼き・幽庵焼き・みそ漬け焼きの比較

〈材料・分量〉

切り身魚（品種：　　　　　）　8切れ（　　　g）　（ 冷凍魚, 鮮魚 ）

〈方法〉

塩でしめてから、みそ床に
冷蔵して5-6時間～2日位漬ける。
漬けおき後の魚の重量を
今回は記入する

A そのまま焼く

魚2切れ
（　　　g）（　　　g）
平均（　　　g）

B 塩焼き

魚2切れ
（　　　g）（　　　g）
平均（　　　g）
塩 1.0%

C 幽庵焼き

魚2切れ
（　　　g）（　　　g）
平均（　　　g）
しょうゆ 2～2.5%塩分 1
酒 しょうゆと同容量 1
みりん しょうゆと同容量 1

D みそ漬け焼き

魚2切れ（0.5%塩あるいは
食品用脱水シートでの下
処理済み）
（　　　g）（　　　g）
平均（　　　g）
みそ（西京30g+信州40g）
みりん 小2
酒 小½
砂糖 小⅔

塩を魚の表裏に振り、
ざるの上に置いて、
20～30分放置

調味液に
30～60分漬け込む

魚の表裏をペーパータオルで押さえて、水気をとる。

予熱しておく。

オーブン270～280℃（　　　分焼く）

温めたオーブン用の網にサラダ油をぬり、魚の表を上にして、少し間隔をおいて並べる。
A～Dの8切れを同時に網に並べて焼く（同じ条件で焼くため）。

焼き上がり後、重量計測

重量既知の皿にとり、1切れずつ重さを測る。

すぐ試食

生重量がほぼ等しい魚を選び、人数分に切り、同じよう
な部位を食べて、食味を比較する。
焦げの有無・焦げ色の程度・におい等に注意し比較する。

〈結果〉

項　　目		A		B		C		D	
生魚重量（g）		（　　）（　　）		（　　）（　　）		（　　）（　　）		（　　）（　　）	
生魚平均重量（g）		（　　）		（　　）		（　　）		（　　）	
焼き上がり重量（g）		（　　）（　　）		（　　）（　　）		（　　）（　　）		（　　）（　　）	
焼き上がり平均重量（g）		（　　）		（　　）		（　　）		（　　）	
重量減少率（％）		（　　）（　　）		（　　）（　　）		（　　）（　　）		（　　）（　　）	
平均重量減少率（％）		（　　）		（　　）		（　　）		（　　）	
加熱温度（℃）									
加熱時間（分）									
文章で表現する（基準B）	食味の特徴	外観（色）							
		外観（焦げ加減）							
		身のしまり加減							
		ぱさつき							
		塩味							
「好ましい」人数（人）				人		人		人	

※試食した切り身を◯で囲みなさい。

$$重量減少率（％）＝\frac{生の重量－加熱後の重量}{生の重量}×100$$

〈ポイント〉

＊食味や外観に相違が出た理由を，Bを基準として考える。

4－3 応用調理

シタビラメのポッシェ

		(3人分)
シタビラメ	3尾	g
塩（魚の0.5%）		
こしょう		少々
白ワイン		
酢	（魚の30%）	
水		
油		
マヨネーズ		50 g
レモン汁		小1
ケッパー		3粒
エストラゴン		5〜6枚
パセリのみじん切り		少々
プチトマト		3個
レタス		3枚分

※シタビラメはサケ, スズキなどでもよい。

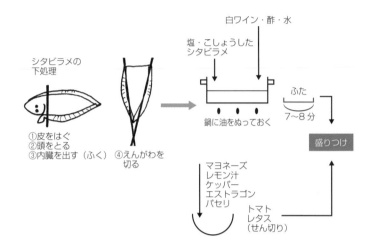

イワシのみそ煮

		(4人分)
イワシ	4尾	g
しょうが		1片
水		
酒	（魚の70〜100%）	
砂糖（魚の8%）		
赤みそ		
西京みそ	（魚の1.2〜2%塩分）	

※イワシはサバでもよい。

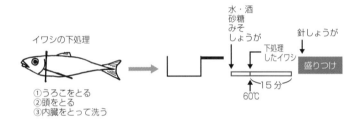

イカの白煮

		(4人分)
イカ	100 g	
昆布だし（イカの15%）		大1
みりん（イカの2%糖分）		小1
塩（イカの1%）		
酒（イカの5%）		小1
しそまたは木の芽		2枚
アスパラガス		4本
湯		
塩（湯の2%）		

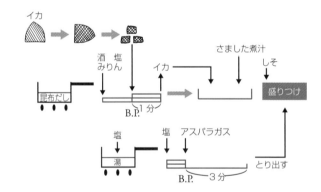

カレイの煮つけ

		(6人分)
カレイ	6切	g
酒	（魚の50%）	100mℓ
水		mℓ
砂糖		
みりん	（魚の5〜7%糖分）	
しょうゆ（魚の1.5〜2%塩分）		
しょうが		40 g
ごぼう		100 g

※カレイはキンメダイ, メバル, ムツ, タイなどでもよい。

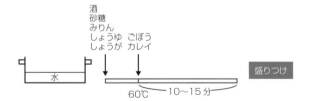

魚のムニエル （3人分）

サケ	80 g×3切
塩（魚の0.5～1％）	
こしょう	少々
薄力粉	適量
油	（魚の8％）
バター	
▶ソース	
レモン	¼個
バター（魚の5％）	
パセリ　少々・レモンの輪切り	3枚
▶きのこのソテー	
生しいたけ	50 g
マッシュルーム	50 g
えのきたけ	50 g
バター（きのこの8％）	
塩（きのこの0.3～0.5％塩分）	
こしょう	少々

※サケはシタビラメ，ニジマスなどでもよい。

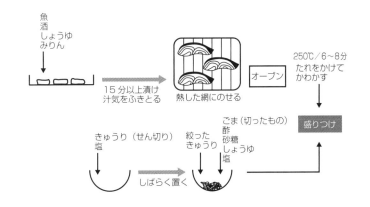

魚の幽庵焼き （3人分）

サケ	80 g×3切
しょうゆ（魚の1～2％塩分）	大1½
みりん（しょうゆと同容量）	大1½
酒（しょうゆと同容量）	大1½
▶ごま酢あえ	
きゅうり	150 g
塩（きゅうりの0.5％）	小¼
白いりごま→切る	大1
酢（きゅうりの6％）	
砂糖（きゅうりの2％）	
しょうゆ	（きゅうりの0.5～0.8％塩分）
塩	

※サケはサワラ，アジ，カマスなどでもよい。

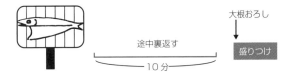

カマスの干物 （2人分）

干カマス（正味100 g～150 g）	2枚
大根おろし	60 g

※干カマスはアジの干物でもよい。

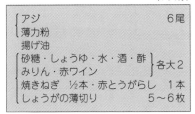

アジのから揚げ（南蛮漬け）
（6人分）

アジ	6尾
薄力粉	
揚げ油	
砂糖・しょうゆ・水・酒・酢	各大2
みりん・赤ワイン	
焼きねぎ　½本・赤とうがらし	1本
しょうがの薄切り	5～6枚

※アジは小アジ，キス，ワカサギなどでもよい。

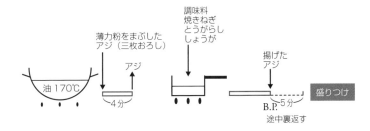

サーモンのテリーヌ

（400 mℓテリーヌ型　1個分）

サーモン	150 g
塩（サーモンの1%）	小¼
こしょう	少々
卵白（サーモンの30%）	45 g
生クリーム（サーモンの30%）	大3
パプリカ（赤）	30 g
パプリカ（黄）	30 g
ケッパー	20 g
ベビーリーフ	40 g
ビネグレットソースまたはマヨネーズソース	

※サーモンは，ホタテ・ささみでもよい。
　かたさは生クリーム・卵白で調節。
※ビネグレットソースの作り方は126ページ参照。

イカのテリーヌ

（400 mℓテリーヌ型　1個分）

イカ（身）	150 g
白ワイン	大1
塩（イカの0.8%）	ミニ1
こしょう	少々
卵白（イカの20%）	30 g
生クリーム（イカの30%）	大3
エリンギ	30 g
しめじ	30 g
しいたけ	30 g
バター（きのこの10%）	9 g
塩（きのこの0.3%）	ミニ¼
こしょう	少々
パセリみじん切り	小1

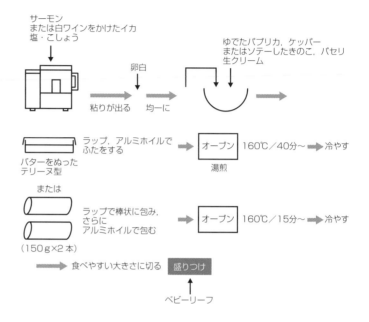

海の幸のスパゲティ

（3人分）

スパゲティ（乾めん）	240 g＿＿g
湯（めんの8〜10倍）	
塩（湯の0.3%塩分）	
アサリ（殻つき）	400 g
スルメイカ	小1杯＿＿g
芝エビ	概量200 g＿＿g
玉ねぎ	30 g
にんにく	½かけ
白ワイン	大2
オリーブオイル（具の6〜8%）	＿＿g
塩（仕上がりの0.3%）	
こしょう	少々
パルメザンチーズ	大3
バジル	3枚

※スパゲティのゆで時間は製品に従う。

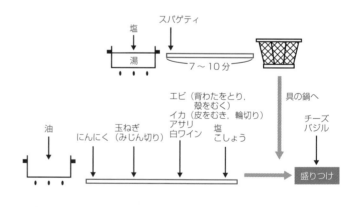

イワシの和風ハンバーグ

（6人分）

イワシ	＿＿尾分	400g
塩（イワシの0.5％）		
玉ねぎ（イワシの25〜30％）		
卵（イワシの10〜12％）		1個
パン粉（イワシの10％）		
しょうが汁		少々
油（ハンバーグの5〜8％）		
青しそ		6枚
⌈大根おろし		150〜200g
⌊しょうゆ		
すだちなど		

※イワシは，アジやサバでもよい。

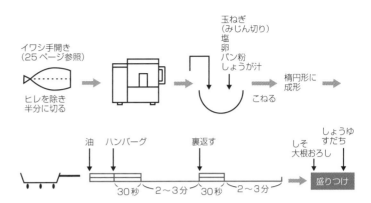

サケのベニエ

（3人分）

⌈サケ（1切れ60〜70g）3枚		＿＿g
｜塩（魚の0.5％）		
⌊こしょう		
▶衣		
⌈薄力粉		40g
｜卵黄 1個 ⌉		45〜50g
｜水 ⌋		
｜油		小1
｜塩		少々
卵白		1個分
揚げ油		
▶トマトソース（仕上がり200㎖）		
⌈ベーコン		5g
｜玉ねぎ		30g
｜薄力粉		12g
｜トマト缶		150g
｜ロリエ		¼枚
｜ブイヨン		300㎖
｜バター		10g
⌊塩		少々

※アスパラガスのソテーは83ページ参照。

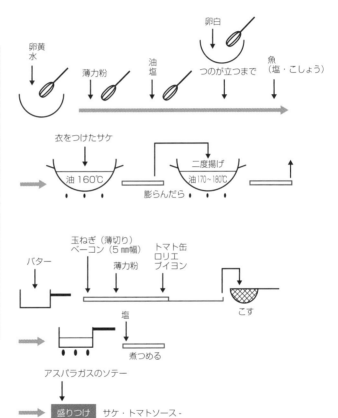

5　豆・豆製品類の調理

5－1　豆・豆製品類の特徴

(1) 栄養成分

（可食部100 g あたり）

食品名		エネルギー (kcal)	水分 (g)	たんぱく質 (g)	脂質 (g)	炭水化物 (g)	食塩相当量 (g)	主なビタミン・ミネラル	旬	冷凍
いんげん豆		280	15.3	17.7	1.5	38.1	0	K, Ca, P, Fe, B₁	—	○
大豆		372	12.4	32.9	18.6	6.7	0	K, Ca, P, Fe, B₁, B₂	—	○
豆腐	もめん	73	85.9	6.7	4.5	0.8	0	Ca	—	×
	絹ごし	56	88.5	5.3	(3.2)	0.9	0	Ca	—	×
枝豆（生）		125	71.7	10.3	5.7	5.7	0	K, P, Fe, B₁	夏	○
そら豆（生）		102	72.3	8.3	0.1	15.6	0	K, P, Fe, B₁	春	○

豆類は種実の子葉を食するもので，成分の違いにより，表2-5のように分けられる。

表2-5　成分による豆の分類

成分による分類	主な豆	主な調理・加工品
でんぷんが多く，たんぱく質が少ない豆類	あずき，いんげん豆，そら豆，きんとき	煮豆，スープ，サラダ，あん
でんぷんが少なく，たんぱく質や脂質が多い豆類	大豆	煮豆，大豆製品（豆腐，みそなど）

細胞膜

でんぷん粒

あずきあんの粒子

あずき子葉細胞組織

図2-7　あずきの子葉組織と加熱した細胞の状態
（河野友美他編『調理科学事典』p.34，医歯薬出版，1975から作図）

(2) あずき，いんげん豆等の調理性

①乾物である……加熱するときは，予備浸水を少なくとも3～5時間行なう。ただし，あずきは，吸水に時間がかかり，長時間になると腐敗することがあるので，一般に浸漬しない。

②煮くずれ……火力が強いと皮が破れ，煮くずれを起こす。

③でんぷんの糊化，ペクチンの可溶化等により軟化する。

④甘煮などで，一度に多量の調味料を加えると，豆がしまることがあるので，2～3回に分けて加える。

⑤あんができる。

(3) 大豆の調理性

①大豆の組織は非常にかたく，煮えにくい。

②予備浸水を少なくとも3～5時間行なう。

③やわらかくする方法として，次の方法がある。

・うすい食塩水につけたのち煮る。

・重曹を加えて煮る。

・圧力鍋[1]を使用する。

④豆腐，凍豆腐，納豆，豆乳，ゆばなど多種類の大豆製品がある。

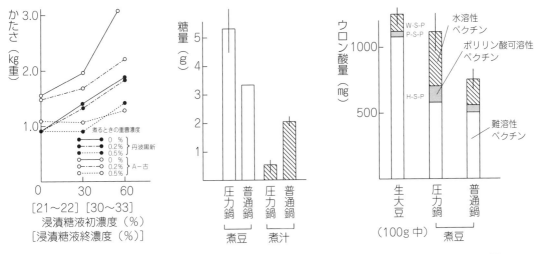

図2-8 煮豆の重曹濃度とかたさ　　図2-9 煮豆および煮汁中の糖量　　図2-10 煮豆のペクチン量
　　　　　　　　　　　　　　　　　　　　（試料：金鶴大豆）　　　　　　　（試料：金鶴大豆）

（図2-8：金谷昭子編『フローチャートによる調理科学実験・実習』医歯薬出版, p.55, 1999）
（図2-9, 2-10：渋川祥子「家政誌」30, p.593, 594, 1979より作図）

（4）豆製品

1）豆腐の調理性

①水分が多くやわらかい……冷ややっこなどで食される。しかし，細菌が繁殖
　しやすいので，注意が必要である。

②加熱調理において，かたくなったり，“すだち[2]”が生じることがある。

③形をくずしても用いられる……いり豆腐など。

④白あえ，白酢あえなどの衣になる。

2）おから（うの花）

　豆腐の製造過程で，豆乳を絞り残したものが「おから」である。

①味が淡白……油揚げや野菜を炒め合わせたり，いり煮にすることが多い。

②食物繊維が豊富……低エネルギーとするためにケーキやクッキーに利用される。

3）みその調理性

　麹の種類により，大きく米みそ，麦みそ，豆みそに分類される。

①塩味，風味をつける。

②魚・肉などの臭みを消す……みそ煮，みそ漬け

③粘着性がある……練りみそなど

④pHが5.4前後である……みそ汁
　に入れた緑黄色野菜の退色

1）圧力鍋　圧力鍋を使用すると水の沸点が上昇し，加熱温度が110〜125℃くらいに高くなる。つまり，水は加熱すると沸騰して蒸気となるが，蒸気を逃さないようにすると鍋内の圧力が高くなり，水の沸点が上がるので温度が高くなる。
　圧力鍋は，パッキンなどで密閉し，圧力に耐えるような構造になっているが，圧力が高くなりすぎるとふたが飛んだりする危険があるので，ある程度圧力が高くなった時点で蒸気を鍋から逃がすような構造になっている。

2）すだち（す）
ゲル中に空洞部分を生じること。

表2-6　みその分類

麹で分類	味や色調での分類		代表的なみそ
米みそ	甘みそ	白	西京みそ（塩分5〜6％）
		赤	江戸みそ（塩分6〜7％）
	甘口辛口	それぞれ淡色・赤	信州みそ，仙台みそなど（信州みそは10〜12％）
麦みそ	甘口　辛口		各種田舎みそなど
豆みそ			八丁みそ（三州みそ）（塩分9〜11％）

5-2 基礎調理

実習テーマ1 大正金時と大豆の煮豆

目的：糖質の多い豆とたんぱく質の多い豆では、煮え方が異なりかつ食味も異なる。その煮え方の違いを理解する。さらに、市販品との食べ比べを行う。

〈材料・分量〉

	Ⓐ	Ⓑ	Ⓒ
区分			
豆の種類	大正金時	大豆	大豆
豆(乾)	100g	100g	100g
水(豆重量の4〜5倍)	500g	500g	500g
加熱方法	普通鍋 ↓	圧力鍋 ↓	普通鍋
料理への展開	甘煮に仕上げる	サラダに仕上げる	

使用圧力鍋
メーカー：
　材質
　容量
　機能性
　作動圧力

比較 ： Ⓐ'−市販煮豆（メーカー：　）　Ⓓ−大豆素材缶詰（メーカー：　）

〈方法〉

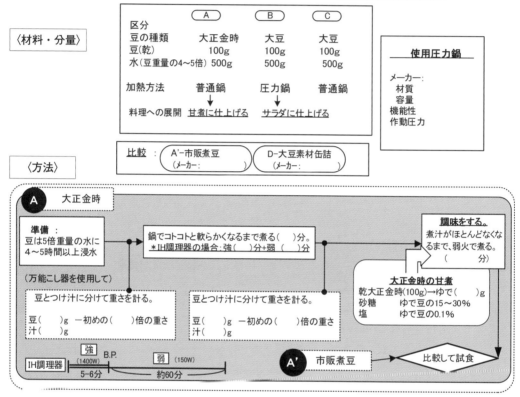

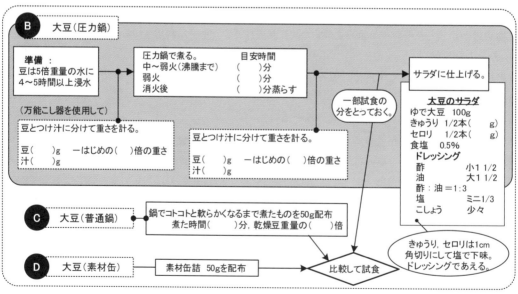

〈結果〉

	A	B	C
豆の種類	大正金時	大豆	大豆
乾物重量（g）	100 g	100 g	100 g
浸水時間（分）			4〜5時間以上
浸水後重量（g）			
加熱方法			普通鍋
加熱時間（分）			1〜2時間
加熱後重量（g）			
重量倍率			2〜2.3倍

〈ポイント〉

＊乾物の豆類を煮豆にするときかならず予備浸水後に加熱する理由を考える。

＊豆類は圧力鍋を使うと，より短い加熱時間で煮える。その理由を考える。

大正金時煮豆		A	A′
食味の特徴 （順位を入れる）	やわらかい順		
	甘味が強い順		
	好ましい順		

ゆで大豆		B	C	D
食味の特徴 （順位を入れる）	外観，色の濃い順			
	粒の大きい順			
	口に残る皮の食感が強い順			
	やわらかい順			
	ねっとりしている順			
	甘味の強い順			
	「好ましい」人数（人）	人	人	人
塩味の有無				

実習テーマ2　白あえの衣

目的 ： 衣の仕上り状態が味を左右する例。豆腐の扱い方を理解する。

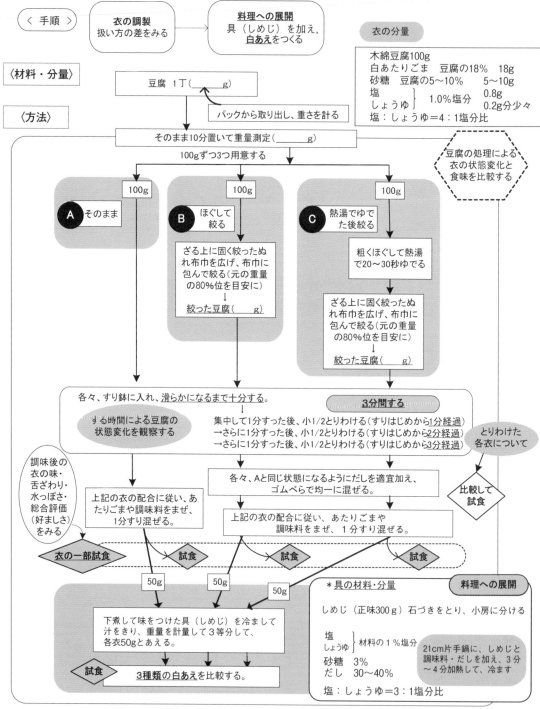

〈 手順 〉

衣の調製
扱い方の差をみる

→

料理への展開
具（しめじ）を加え，
白あえをつくる

衣の分量

木綿豆腐100g
白あたりごま　豆腐の18%　18g
砂糖　豆腐の5〜10%　5〜10g
塩　　　　　　　　　　0.8g
しょうゆ } 1.0%塩分　0.2g分少々
塩：しょうゆ＝4：1塩分比

〈材料・分量〉

豆腐 1丁（　　　g）

パックから取り出し、重さを計る

〈方法〉

そのまま10分置いて重量測定（　　　　g）

100gずつ3つ用意する

豆腐の処理による
衣の状態変化と
食味を比較する

100g　　100g　　100g

A そのまま

B ほぐして絞る

ざる上に固く絞ったぬ
れ布巾を広げ、布巾に
包んで絞る（元の重量
の80%位を目安に）
↓
絞った豆腐（　　g）

C 熱湯でゆでた後絞る

粗くほぐして熱湯
で20〜30秒ゆでる

ざる上に固く絞ったぬ
れ布巾を広げ、布巾に
包んで絞る（元の重量
の80%位を目安に）
↓
絞った豆腐（　　g）

各々、すり鉢に入れ、滑らかになるまで十分する。

3分間する

する時間による豆腐の
状態変化を観察する

集中して1分すった後、小1/2とりわける（すりはじめから1分経過）
→さらに1分すった後、小1/2とりわける（すりはじめから2分経過）
→さらに1分すった後、小1/2とりわける（すりはじめから3分経過）

とりわけた
各衣について

調味後の
衣の味・
舌ざわり・
水っぽさ・
総合評価
（好ましさ）
をみる

各々、Aと同じ状態になるようにだしを適宜加え、
ゴムべらで均一に混ぜる。

比較して
試食

上記の衣の配合に従い、あ
たりごまや調味料をまぜ、
1分すり混ぜる。

上記の衣の配合に従い、あたりごまや
調味料をまぜ、1分すり混ぜる。

衣の一部試食　　試食　　試食　　試食

50g　　50g　　50g

＊具の材料・分量

料理への展開

しめじ（正味300ｇ）石づきをとり、小房に分ける

下煮して味をつけた具（しめじ）を冷まして
汁をきり、重量を計量して3等分して、
各衣50gとあえる。

塩
しょうゆ } 材料の1％塩分
砂糖　3%
だし　30〜40%

21cm片手鍋に、しめじと
調味料・だしを加え、3分
〜4分加熱して、冷ます

試食　　3種類の白あえを比較する。

塩：しょうゆ＝3：1塩分比

〈結果〉

		A	B	C
豆腐1丁の重量（g）				
10分後の重量（g）				
豆腐重量（g）…イ		100	100	100
ゆで時間（秒）		―	―	
絞った後の豆腐重量（g）…ロ		100		
重量変化率（%）＝（イ－ロ）／イ×100		―		
言葉で表現する	食味の特徴（舌ざわり） 1分すった豆腐			
	2分すった豆腐			
	3分すった豆腐			
なめらかになった時間（分）				
加えただしの重量（g）		―		
すりやすい順				
言葉で表現する	食味の特徴（白あえの衣） 味			
	なめらかさ			
	水っぽさ			
	総合評価			

〈ポイント〉

＊白あえの衣は，もめん豆腐を使うことが多い。その理由を考える。

＊白あえは，豆腐を粗くほぐし沸騰水でさっとゆで，絞って用いることが多い。その理由を考える。

＊あたりごまとはどのようなごまか？

＊あたりごまがないとき，どのようにすればよいか。

５−３　応用調理

ポークビーンズ　　　(3人分)

白いんげん豆　乾物＿＿g ゆで200 g	
玉ねぎ	100 g
にんにく	3 g
油（野菜と肉の5％）	
豚もも肉（かたまり）	150 g
塩（豆・野菜・肉の0〜0.3％）	
砂糖（豆・野菜・肉の0〜2％）	
トマトケチャップ	大3
豆のゆで汁＋水	300㎖
ブイヨンキューブ	½個
パセリ	少々

※白いんげん豆は大豆, ひよこ豆でもよい。

白いんげんのサラダ　　(6人分)

白いんげん豆（ゆで）	250 g
ベーコン	1枚
トマト	1個
きゅうり	1本
玉ねぎ	30 g
酢	大2
油	大4
塩（液体の1.5〜2％）	
こしょう・パセリ	少々

大豆の煮物　　　(6人分)

大豆（ゆで）	200 g
こんにゃく	100 g
昆布（水に浸けておく）	5 g
大豆の煮汁	100㎖
砂糖（大豆とこんにゃくの6％）	大2
しょうゆ（大豆とこんにゃくの0.8〜1.2％塩分）	

高野豆腐の含め煮　　(4人分)

高野豆腐（乾）　2個＿＿g→＿＿g	
だし	200〜300㎖
塩 ┐（だしの1〜	
うす口しょうゆ ┘ 1.5％塩分） 小1	
さとう ┐（だしの10〜15％糖分）	
みりん ┘	大1
酒	大1

塩：うす口しょうゆ＝2：1塩分重量比

豆腐とねぎのみそ汁　　(6人分)

だし	900㎖
豆腐	1丁300 g〜
青ねぎ	30 g
みそ（だしの0.6〜0.8％塩分）	

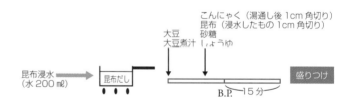

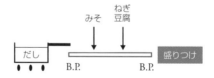

擬製豆腐 (4人分)

もめん豆腐 ｝ 2丁600g→400g	
にんじん	50g
干ししいたけ （約500g）	4枚
さやいんげん ｝	20g
油（絞った豆腐と野菜の4％）	大1⅔
だし	100ml
砂糖（絞った豆腐と野菜の3～5％）	
塩 ｝（絞った豆腐と野菜の0.8～1％塩分）	
しょうゆ	
卵	2個

揚げ出し豆腐 (4人分)

もめん豆腐	2丁600g
薄力粉	
揚げ油	
だし	200ml
しょうゆ	大2⅔
みりん	大1⅓
大根	120g
しょうが	20g
青ねぎ	2本

白あえ (6人分)

▶具	
こんにゃく	250g
にんじん	160g
塩 ｝（にんじんとこんにゃくの	
しょうゆ 0.6～1％塩分）	
砂糖（にんじんとこんにゃくの2～5％）	
だし（にんじんとこんにゃくの30～50％）	
さやえんどう	40g
▶衣（具の40～70％）	g
もめん豆腐	300g
（70～80％に絞る）	g
白あたりごま	
（絞った豆腐の10～20％）	g
砂糖（絞った豆腐の5～8％）	g
塩 ｝（絞った豆腐の0.6～1％塩分）	
しょうゆ	
だし	大1～

うの花いり煮 (6人分)

うの花	200g
豚ひき肉	50g
にんじん	50g
干ししいたけ	3枚
ねぎ	30g
みつば（またはさやえんどう）	10g
ごま油 ｝（材料の4％）	
油	
だし（肉と野菜の130％～）　1カップ～	
酒	大2
砂糖（材料の4％）	
塩 ｝（材料の0.8～1％）	
しょうゆ	

※みつばはさやえんどう（ゆで）でもよい。

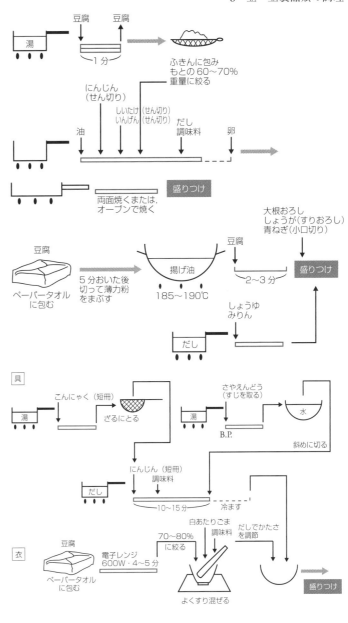

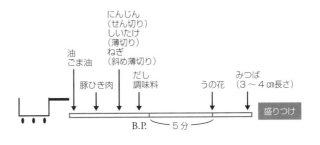

6 淡色野菜類の調理

6-1 淡色野菜類の特徴

(1) 栄養成分

(可食部100gあたり)

食品名	エネルギー (kcal)	水分 (g)	たんぱく質 (g)	脂質 (g)	炭水化物 (g)	食塩相当量 (g)	主なビタミン ・ミネラル	旬	冷凍
きゅうり	13	95.4	0.7	微量	1.9	0	K	夏	―
キャベツ	21	92.7	0.9	0.1	3.5	0	K, C	通年	○
玉ねぎ	33	90.1	0.7	微量	6.9	0		春	○

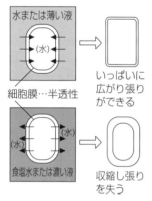

図2-11 生野菜における
浸透の模式図

(2) 調理性

①生でも加熱しても食し，特有の色，味，香り，歯ざわりがある。

②生食の場合，食塩などの調味料で脱水されやすく，テクスチャーなどに変化がある。細胞膜の半透性による。

・食塩でしんなり……きゅうりもみ

・水につけパリッとする……せんキャベツ

③加熱により軟化され，味がつきやすい。野菜を加熱すると細胞膜は半透性を失い，調味による脱水は起こりにくくなり，調味料は拡散によって細胞内に入っていく。

④淡色野菜の色

・カリフラワー，玉ねぎなどの白色野菜に含まれるフラボノイドは，水溶性で，中性・酸性で白色，アルカリ性（重曹）で黄色を呈する。鉄イオンがあると青や緑色になる。熱に強い。

・なす，赤しそなどに含まれるアントシアニンは，酸性で赤色，アルカリ性で紫色を呈する。アルミニウム，鉄イオンがあると安定した黒や紫色になる。なすの色素ナスニンは，揚げる，炒めるなどの高温処理では紫色が保たれる。

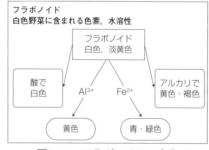

図2-12 フラボノイドの変化

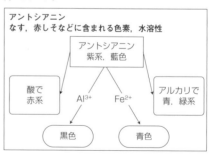

図2-13 アントシアニンの変化

・褐変現象……うど，ごぼう，れんこんなどに含まれるポリフェノール類は，空気に触れると褐変する。防ぐには，水につける，酸を加える，すぐに加熱するなどがある。

⑤味と香りの変化

・しょうが，にんにく等は，切ったり，すりおろすと，香りが強くなる。

・大根は，おろすことで辛味が生じるが，時間経過によりやわらぐ。

・ねぎ類の辛味は，水にさらすことで除ける。

・ねぎ類は，加熱により糖類が濃縮されて甘くなり，辛味は分解される。

・たけのこは，えぐ味であるホモゲンチジン酸，シュウ酸などを含むので，ゆでて除く。

表2-7　主な辛味成分

食品	辛味成分
しょうが	ジンゲロン，ショウガオール
大根	イソチオシアネート
にんにく，玉ねぎ	ジアリルジスルフィド

(3) ペクチンによる軟化と硬化

　ペクチン質は，野菜など植物の細胞壁と細胞壁をつなぐ物質の主成分として，セルロースやヘミセルロース，たんぱく質などと結合して存在している。

①加熱されると，ペクチン質が一部分解することにより組織は軟化する。しかし，pH4付近（弱酸性）では加熱しても分解は起こりにくく，野菜の軟化が抑えられる。……例）れんこんを歯切れよく煮たいときに酢を入れて加熱。

②50〜60℃の温度で予備加熱した（あるいは加熱を中断した）野菜を再加熱して，温度を上げてもやわらかくなりにくい現象がある。これは，この温度で働きやすい酵素（ペクチンエステラーゼ）により生成されたペクチンが，組織中のカルシウムイオンと結びついて不溶化して野菜をかたくする。……例）芋などの加熱を途中で中断すると，その後加熱をしても十分にやわらかくならない。

６－２　基礎調理

実習テーマ1　キャベツの吸水とサラダの食味

目的：キャベツのせん切りを水にとることによる食味の変化とその理由を考える。

キャベツはアクがなく、甘味がある（生食でもよく煮込んでも）。

〈材料・分量〉

〈準備〉

| キャベツ　　正味300g | → 1枚ずつはがして水洗い・水気をきる。芯をとる。 |

ドレッシング　キャベツの20〜25%（容量）

酢　　　大1½
サラダ油　大4
塩　　（酢+油の1.5〜2%）
こしょう　少々　　　下味をしない時
酢：サラダ油＝1：3容量比

→ 泡立て器を用いて撹拌する。

〈方法〉

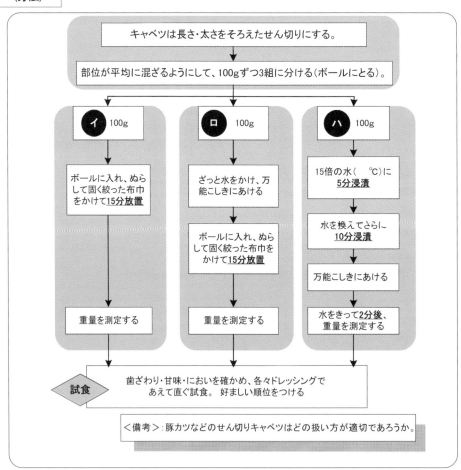

キャベツは長さ・太さをそろえたせん切りにする。

部位が平均に混ざるようにして、100gずつ3組に分ける（ボールにとる）。

イ 100g

ボールに入れ、ぬらして固く絞った布巾をかけて15分放置

重量を測定する

ロ 100g

ざっと水をかけ、万能こしきにあける

ボールに入れ、ぬらして固く絞った布巾をかけて15分放置

重量を測定する

ハ 100g

15倍の水（　℃）に5分浸漬

水を換えてさらに10分浸漬

万能こしきにあける

水をきって2分後、重量を測定する

試食　歯ざわり・甘味・においを確かめ、各々ドレッシングであえて直ぐ試食。好ましい順位をつける

＜備考＞：豚カツなどのせん切りキャベツはどの扱い方が適切であろうか。

＜ヒント＞：きゅうり・セロリ・にんじん・うどのせん切りや、木の芽・ペパーミントの葉を加えると、香り豊かなサラダになる。和風（しょうが汁・ごまを加えた酢じょうゆ）や中国風のかけ汁であえてもおいしい。

実習テーマ2　キャベツのゆで方とお浸し・サラダ

キャベツの使用区分

進め方

Ⅰ. ゆで方の実験
加熱によるキャベツの
歯ざわりと甘味の変化

→

Ⅱ. 料理への展開
A. お浸し
B. サラダ

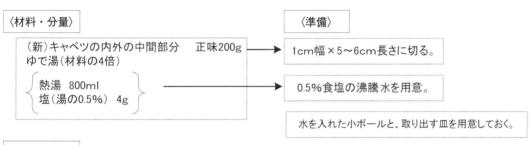

Ⅰ. ゆで方の実験

目的：ゆで時間によるキャベツの食味の変化と各料理に向くゆで方を考える。

〈材料・分量〉

（新）キャベツの内外の中間部分　正味200g
ゆで湯（材料の4倍）

熱湯　800ml
塩（湯の0.5%）　4g

〈準備〉

→ 1cm幅×5〜6cm長さに切る。

→ 0.5%食塩の沸騰水を用意。

水を入れた小ボールと、取り出す皿を用意しておく。

〈加熱方法〉

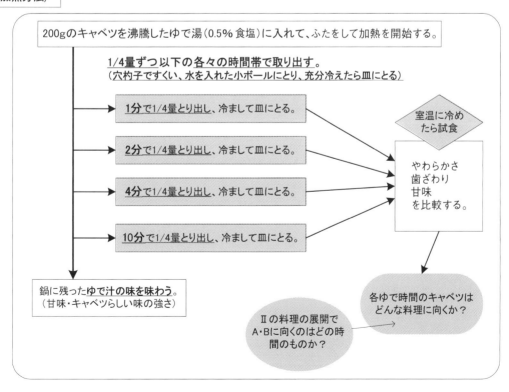

2　食材からのアプローチ

テーマ1〈結果〉

	はじめの重量(a) g	処理後の重量(b) g	重量増加率% (b－a)／a ×100	におい	甘味	歯ざわり	好ましさ
				（差異を言葉で表現する）			（順位）
イ	100 g						
ロ	100 g						
ハ	100 g 水温（　　℃）						

〈ポイント〉

＊キャベツを水にとると，食味の変化が起きる理由を考える。

テーマ2-1〈結果〉

ゆで時間（分）	色	味	テクスチャー （やわらかさ，歯ざわり）
1分			
2分			
4分			
10分			
ゆで汁			

〈ポイント〉

＊ゆで時間が長くなるにつれ，味，やわらかさ，歯ざわりの変化をみる。また理由を考える。
＊各ゆで時間のキャベツはどんな調理に向くか考える。

Ⅱ-A. お浸し（キャベツのレモンじょうゆあえ）

目的：ゆで実験の結果を参考にゆで加減を考え、実際の料理に活かす。

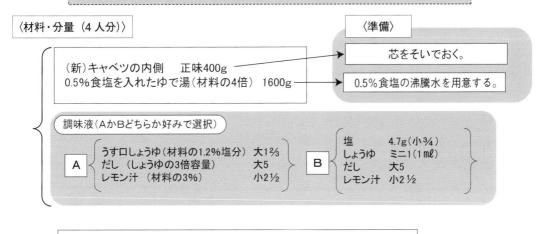

〈材料・分量（4人分）〉

〈準備〉

（新）キャベツの内側　正味400g → 芯をそいでおく。

0.5％食塩を入れたゆで湯（材料の4倍）1600g → 0.5％食塩の沸騰水を用意する。

調味液（AかBどちらか好みで選択）

A
うす口しょうゆ（材料の1.2％塩分）　大1⅔
だし　（しょうゆの3倍容量）　大5
レモン汁　（材料の3％）　小2½

B
塩　　　　4.7g（小¾）
しょうゆ　ミニ1（1mℓ）
だし　　　大5
レモン汁　小2½

備考：（盛りつけのヒント　実習時省略）　糸ガツオ　または　木の芽を添える

〈方法〉

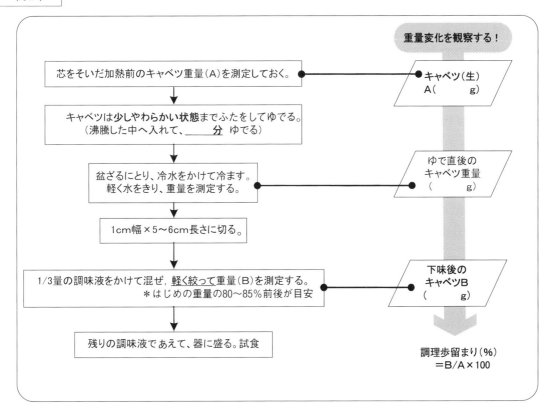

重量変化を観察する！

芯をそいだ加熱前のキャベツ重量（A）を測定しておく。　→　キャベツ（生）A（　　g）

キャベツは少しやわらかい状態までふたをしてゆでる。
（沸騰した中へ入れて、＿＿分　ゆでる）

盆ざるにとり、冷水をかけて冷ます。
軽く水をきり、重量を測定する。　→　ゆで直後のキャベツ重量（　　g）

1cm幅×5〜6cm長さに切る。

1/3量の調味液をかけて混ぜ, 軽く絞って重量（B）を測定する。
＊はじめの重量の80〜85％前後が目安　→　下味後のキャベツB（　　g）

残りの調味液であえて、器に盛る。試食

調理歩留まり（％）
＝B/A×100

71

Ⅱ-B. ゆでキャベツのサラダ

目的：ゆで実験の結果を参考にゆで加減を考え、実際の料理に活かす。

〈材料・分量（4人分）〉

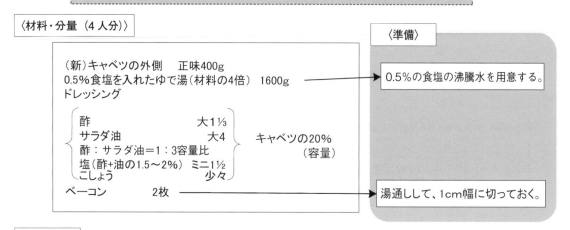

（新）キャベツの外側　正味400g
0.5％食塩を入れたゆで湯（材料の4倍）　1600g
ドレッシング

酢	大1⅓
サラダ油	大4
酢：サラダ油＝1：3容量比	
塩（酢+油の1.5〜2％）ミニ1½	
こしょう　　少々	

キャベツの20％
（容量）

ベーコン　　　2枚

〈準備〉

0.5％の食塩の沸騰水を用意する。

湯通しして、1cm幅に切っておく。

〈方法〉

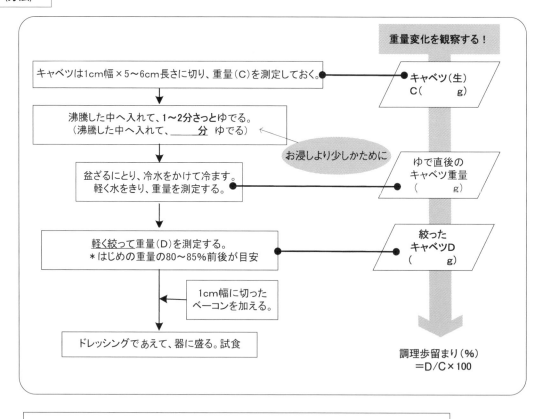

重量変化を観察する！

キャベツは1cm幅×5〜6cm長さに切り、重量（C）を測定しておく。

キャベツ（生）
C（　　　g）

沸騰した中へ入れて、1〜2分さっとゆでる。
（沸騰した中へ入れて、_____分 ゆでる）

お浸しより少しかために

盆ざるにとり、冷水をかけて冷ます。
軽く水をきり、重量を測定する。

ゆで直後の
キャベツ重量
（　　　g）

軽く絞って重量（D）を測定する。
＊はじめの重量の80〜85％前後が目安

絞った
キャベツD
（　　　g）

1cm幅に切った
ベーコンを加える。

ドレッシングであえて、器に盛る。試食

調理歩留まり（%）
＝D/C×100

＜備考＞：　ゆでキャベツのサラダはどんなテクスチャーのキャベツが適すか？

Ⅱ-A 〈結果〉

キャベツの重さ（g）…A			
ゆで時間		分	秒
ゆで直後の重さ（g）			
軽く絞った後の重さ（g）…B			
調理歩留まり（%）＝B／A×100			
文章で表現	食味の特徴《お浸し》	キャベツのテクスチャー	
		総合評価	
		食べての感想	

Ⅱ-B 〈結果〉

キャベツの重さ（g）…C			
ゆで時間		分	秒
ゆで直後の重さ（g）			
軽く絞った後の重さ（g）…D			
調理歩留まり（%）＝D／C×100			
文章で表現	食味の特徴《サラダ》	キャベツのテクスチャー	
		総合評価	
		食べての感想	

６－３　応用調理

酸辣菜 <small>スワンラーツァイ</small>

（3人分）

キャベツ	100 g	
かぶ	50 g	
きゅうり	40 g	約250 g
にんじん	25 g	
セロリ	25 g	
塩（野菜の2 %）	小1弱	
赤とうがらし	½本	
さんしょうの実	小½	
油（野菜の5 %）	大1	
砂糖（野菜の3 %）	大¾	
酢（野菜の8 %）	大1⅓	

※電子レンジで脱水する場合
①切った野菜に塩をふる
②ビニール袋に入れ加熱（600W／30秒）

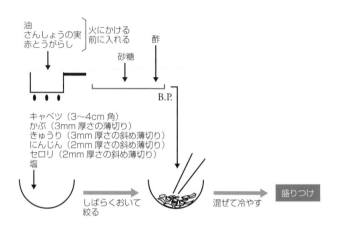

キャベツとベーコンのワイン煮

（4人分）

キャベツ	400 g	
ベーコン	2枚40 g	
バター（キャベツの4 %）	16 g	
白ワイン	¼カップ	（キャベツの25%〜）
水	¼カップ〜	
塩（キャベツの0.2%）		
こしょう	少々	

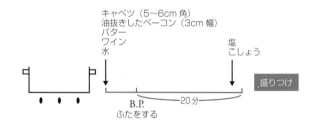

コールスローサラダ

（6人分）

キャベツ	400 g	
塩（キャベツの0.8%）	小½	
貝われ菜	30 g	
スモークサーモン	60 g	
ヨーグルト	50 g	
マヨネーズ	大2	
レモン	¼個	

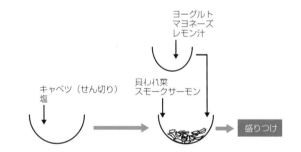

大根とじゃこの炒め煮

（4人分）

大根	300 g
大根の葉	50 g
ちりめんじゃこ	30 g
ごま油（大根と葉の3 %）	
しょうゆ	
（大根と葉の0.3〜1 %塩分）	
砂糖（大根と葉の2〜3 %）	

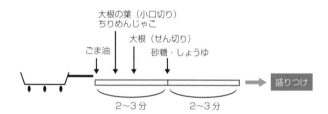

大根と油揚げのみそ汁

（6人分）

だし	900mℓ
大根	300 g
油揚げ	1枚20 g
信州みそ（だしの0.6〜0.8%塩分）	
七味とうがらし	

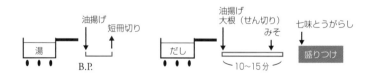

<ruby>素<rt>スー</rt>炒<rt>チャオ</rt>冬<rt>トン</rt>菇<rt>グウ</rt></ruby>

	（4人分）
キャベツ	300 g
生しいたけ（身厚のもの）	100 g
油（野菜の8〜10%）	
中華スープ	大2
塩（野菜の0.8%）	小⅔
酒（野菜の5%）	大1⅓
砂糖（野菜の0.5%）	小⅔

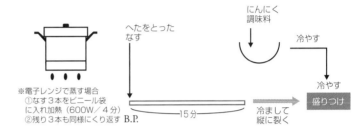

<ruby>冷<rt>リャン</rt>拌<rt>バン</rt>茄<rt>チェ</rt>子<rt>ズ</rt></ruby>

	（6人分）
なす	6個 ＿＿ g
にんにく（液体の5%）	1〜2 g
豆板醤	小¼
しょうゆ（なすの0.8%塩分）	
酢（なすの3%）	
砂糖（なすの0.5%）	
ごま油	小½

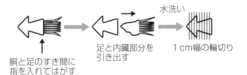

イカとふきの煮物

	（3人分）
スルメイカ（胴）	1杯 ＿＿ g
ふき	120 g
砂糖（イカとふきの3〜5%）	
しょうゆ（イカとふきの1.2%塩分）	
酒	大2
だし（または水）（ふきの70%）	

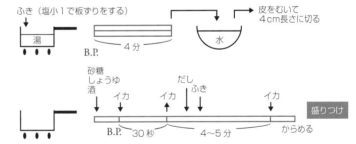

<ruby>涼<rt>リャン</rt>拌<rt>バン</rt>生<rt>ション</rt>菜<rt>ツァイ</rt></ruby>

	（6人分）
キャベツ	60 g
きゅうり	1本　100 g〜
にんじん	40 g
はるさめ	10 g→ ＿＿ g
卵	1個
塩	少々
豚もも薄切り	60 g
しょうゆ・酒	各小½
油	小1
しょうゆ（野菜とはるさめの0.8〜1.2%塩分）	
酢（野菜とはるさめの3〜5%）	
砂糖（野菜とはるさめの0.5%）	小⅔
練りからし	小½〜
ごま油	大½

※3種の材料で作るものは涼拌三絲（リャンバンサンスー）という。

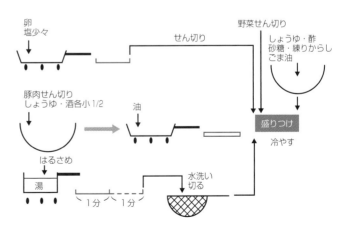

きんぴらごぼう

	(6人分)
ごぼう	150g
にんじん	70g
赤とうがらし	1本
油（材料の4%）	大1
砂糖（材料の3～5%）	
しょうゆ（材料の1～1.5%塩分）	
酒（水）	大1～

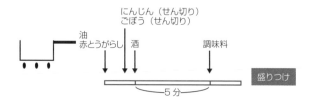

切干大根の煮物

	(6人分)
切干大根	60g→＿＿g
油揚げ	40g
にんじん	60g
油	大1
だし（材料の100～130%）	
砂糖（材料の3～5%）	
塩	
しょうゆ（材料の1～1.2%塩分）	

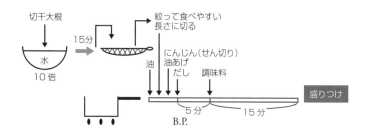

キャベツと豚肉の炒め物

	(2人分)
豚肉（薄切り）	70g
キャベツ	100g
ねぎ	20g
しょうが（薄切り）	1枚
油（豚肉と野菜の4～8%）	
しょうゆ（豚肉と野菜の0.8～1%塩分）	
酒	大½
砂糖	小½

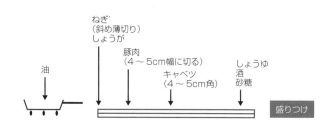

大根と油揚げの煮物

	(4人分)
大根	300g
油揚げ	1枚20g
えのきだけ	40g
だし（大根の80%）	240g
塩	小⅓
しょうゆ（大根の1%塩分）	小1
砂糖（大根の4%）	小⅔

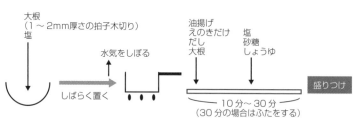

きゅうりのナムル

	(6人分)
きゅうり	4本＿＿g
塩（きゅうりの1%）	
白いりごま（半ずり）	大1
ねぎ（みじん切り）	5cm
粉とうがらし	少々
ごま油	小2
しょうゆ（きゅうりの0.3～0.5%塩分）	

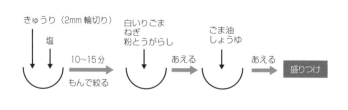

7 緑黄色野菜類の調理

7－1 緑黄色野菜類の特徴

(1) 緑黄色野菜の栄養成分

(可食部100 g あたり)

食品名	エネルギー (kcal)	水分 (g)	たんぱく質 (g)	脂質 (g)	炭水化物 (g)	食塩相当量 (g)	主なビタミン ・ミネラル	旬	冷凍
ほうれん草	18	92.4	1.7	0.2	0.3	0	K, Fe, A, C	冬	○
かぼちゃ	78	76.2	1.2	0.2	15.9	0	K, A, C	夏	○
にんじん	35	89.1	0.5	0.1	6.8	0.1	K, A	秋	○

　緑黄色野菜とは，可食部100 g あたりカロテン含有量600 μg 以上のものに，トマト，ピーマンなどを追加したものである。

(2) 調理性

①加熱して食するものが多い。

　　加熱により軟化し，アクが溶出しやすい。調味料が浸透しやすくなり，食味が増す。

②加熱によりかさが減るものが多い。ほうれん草など葉菜類。

③野菜の色は料理の色どりをひき立てる。

　・緑黄色野菜の葉菜類に含まれるクロロフィルは，長時間の加熱，酸に弱く，黄変しやすい。アルカリでは鮮やかな緑色になる。

　・にんじんなどに含まれ，だいだい色を呈するカロテンは，熱に安定で，調理に用いる程度の酸やアルカリでは影響を受けない。脂溶性であるので，油脂を用いると吸収されやすい。

④野菜の酸味は，リンゴ酸，クエン酸などの有機酸である。

⑤緑色の葉菜類はアク成分を含むものがある。

　・ほうれん草……アク成分として水に可溶なシュウ酸，硝酸などを含むので，ゆでて除く。

> **アクとは**　食品中の不味成分，色を悪くする成分などの総称。野菜には，えぐ味，苦味，渋味などを呈するものがある。

> **カロテノイド**　赤～黄色の色素，脂溶性。比較的安定しており，調理操作中に著しい変色や脱色することが少ない。
> ・カロテン…にんじん，かぼちゃなど。
> ・リコピン…トマトなど。

表2-8　主なアクの種類とアク成分

	アク成分	アクを含む主な食品
えぐ味	シュウ酸，シュウ酸塩類，ホモゲンチジン酸など	ほうれん草，よもぎ，竹の子など
苦味	アルカロイド，配糖体，タンニン，サポニンなど	ふきのとう，くわい，きゅうりなど
渋味	タンニン類，アルデヒドなど	かき，くり，未熟な果実や種子
その他 渇変現象	ポリフェノール類	うど，ごぼう，れんこん，なす，やまいもなど

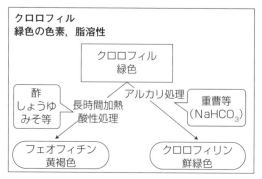

図2-14　クロロフィルの変化

表2-9　各溶液中にて加熱（99±1℃）した場合の緑色度の変化（小松菜の場合）

種類＼加熱時間	1分	3分	5分	10分	15分
0.3% NaHCO₃　（pH8.6）	100	100	100	100	100
2 % NaCl　（pH7.6）	100	91	87	83	83
1 % NaCl　（pH7.6）	100	83	71	67	63
水　（pH7.6）	100	83	71	67	63
5 %しょうゆ　（pH5.0）	91	63	50	33	—
10%みそ　（pH5.6）	91	50	33	—	—

（山崎清子「家政誌」4，p.280，1954から作表）

7−2　基礎調理

実習テーマ1　ほうれん草のお浸し（ほうれん草のゆで方とゆで加減）

目的 ： 青菜類を、アクを除き色よくゆでる方法を理解する。

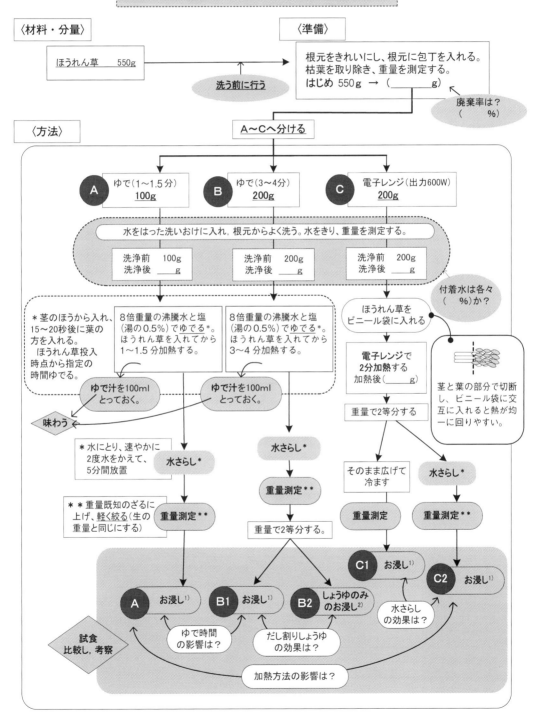

〈材料・分量〉

| ほうれん草　　550g |

洗う前に行う

〈準備〉

根元をきれいにし、根元に包丁を入れる。
枯葉を取り除き、重量を測定する。
はじめ　550g　→　（＿＿＿＿g）

廃棄率は？
（　　　　%）

A〜Cへ分ける

〈方法〉

A　ゆで（1〜1.5分）　100g
B　ゆで（3〜4分）　200g
C　電子レンジ（出力600W）　200g

水をはった洗いおけに入れ，根元からよく洗う。水をきり、重量を測定する。

洗浄前　100g　　洗浄後＿＿＿g

洗浄前　200g　　洗浄後＿＿＿g

洗浄前　200g　　洗浄後＿＿＿g

付着水は各々
（　　　%）か？

＊茎のほうから入れ、15〜20秒後に葉の方を入れる。
ほうれん草投入時点から指定の時間ゆでる。

8倍重量の沸騰水と塩（湯の0.5%）でゆでる＊。ほうれん草を入れてから1〜1.5分加熱する。

8倍重量の沸騰水と塩（湯の0.5%）でゆでる＊。ほうれん草を入れてから3〜4分加熱する。

ほうれん草をビニール袋に入れる

電子レンジで2分加熱する　加熱後（＿＿＿g）

重量で2等分する

茎と葉の部分で切断し、ビニール袋に交互に入れると熱が均一に回りやすい。

ゆで汁を100mlとっておく。

ゆで汁を100mlとっておく。

味わう

＊水にとり、速やかに2度水をかえて、5分間放置

水さらし＊

水さらし＊

重量測定＊＊

そのまま広げて冷ます

水さらし＊

＊＊重量既知のざるに上げ、軽く絞る（生の重量と同じにする）

重量測定＊＊

重量で2等分する。

重量測定

重量測定＊＊

C1　お浸し[1]

C2　お浸し[1]

A　お浸し[1]
B1　お浸し[1]
B2　しょうゆのみのお浸し[2]

試食
比較し、考察

ゆで時間の影響は？

だし割りしょうゆの効果は？

水さらしの効果は？

加熱方法の影響は？

1) お浸し（標準）の作り方

ほうれん草（生）
100g分で作る分量

実習 今回は左表の4倍量作成する。
（A,B1,C1,C2の計400g）

ほうれん草（生）　100g

調味液
- しょうゆ　ほうれん草の1%塩分　　小1
- だし　　　しょうゆの3倍容量　　　大1

〈だし割りしょうゆ〉

備考（盛り付け）：糸ガツオ

調味液は左表の4倍作成する。
しょうゆ小4＋だし大4を合わせておく

①ほうれん草（ゆで）は3〜4cm長さに切り、小ボールにとる。

②調味液小1をかけて、80〜90%の重さになるように絞る。

③調味液大1であえ、小鉢に小高く盛りつける。

お浸しは合わせた調味液を必要量
用いながら、左図①〜③のように
各区分ごとに作成する。

A, B1,C1,C2の
4種類のお浸しが完成

2) しょうゆのみのお浸し（B2）の作り方

①B2のほうれん草（ゆで）は3〜4cm長さに切る。

②切った後80〜90%の重さになるように絞る。

B1と比較するため、同じ条件
にする必要がある。

③しょうゆ小1をかけてあえ、小鉢に小高く盛りつける。

〈結果〉

	A	B	C
洗浄前重量（g）			
洗浄後重量（g）			
付着水（%）			
加熱時間（分，秒）			

《ゆで時間の影響》

		A	B 1
文章で表現する	色の鮮やかさ		
	やわらかさ		
	甘味の強さ		
	アクっぽさ		

〈ポイント〉

＊加熱時間が長くなると，どのような差異が生じるのか，またその理由を考える。

《だし割りしょうゆの効果》

		B 1	B 2
文章で表現する	アクっぽさ		
	塩からさ		
	「好ましい」人数（人）	人	人

《水さらしの効果》

		C 1	C 2
文章で表現する	色の鮮やかさ		
	やわらかさ		
	アクっぽさ		

《加熱方法の影響》

		A	C 2
文章で表現する	色の鮮やかさ		
	やわらかさ		
	甘味の強さ		
	アクっぽさ		

〈ポイント〉

＊ほうれん草に含まれるアク成分はなにか考える。また含有量を調べる。

＊ほうれん草のお浸しとしておいしく仕上げるには，どの操作が重要か考える。

7－3　応用調理

かぼちゃの煮物　(4人分)

かぼちゃ	400g
だし＋水（かぼちゃの50～70％）	
酒	大1
砂糖 みりん	（かぼちゃの4～6％糖分）
塩 うす口しょうゆ	（かぼちゃの0.6～0.8％塩分）

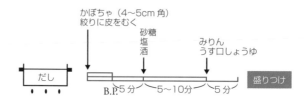

ほうれん草のごまあえ　(4人分)

ほうれん草	300g
しょうゆ（ほうれん草の0.3％塩分）	小1
だし	大1
白あたりごま（ほうれん草の5～8％）	
砂糖（ほうれん草の0～3％）	
しょうゆ（ほうれん草の0.6～0.8％塩分）	
だし	大½

※ほうれん草は小松菜でもよい。

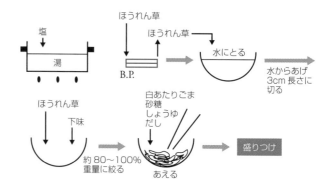

小松菜としめじの煮浸し　(4人分)

小松菜	300g
しめじ	1パック70g
だし（野菜の30％）	100ml
うす口しょうゆ（野菜の0.8～1％塩分）	
みりん（野菜の1％糖分）	小2弱

※電子レンジでゆでる場合
①小松菜を3cm長さに切り，塩小½をふる。
②ビニール袋に入れ加熱（600W／4分）
※しめじは油抜きした油揚げでもよい。

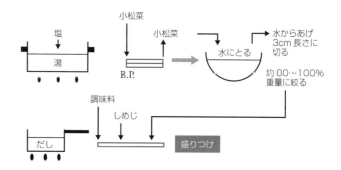

ブロッコリーのサラダ　(6人分)

ブロッコリー	500g
ラビゴットソース	
油	大2
酢	大4
塩（液体の1.5～2％）	小¼
こしょう	少々
玉ねぎみじん切り	50g
トマト	70g
ケッパー	小1

油：酢＝1：2容量比

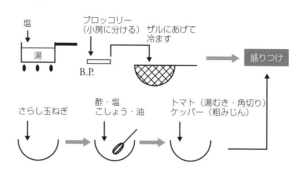

にんじんサラダ （2人分）

にんじん	150g
塩（にんじんの0.6%）	
ドレッシング（にんじんの20%）	
酢（レモン汁）	小2
サラダ油	大1⅔
塩（液体の1.5%塩分）	
砂糖	ミニ1

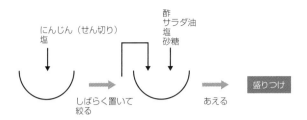

にんじんのグラッセ （6人分）

にんじん	200g
バター（にんじんの5%）	10g
砂糖（にんじんの1.5%）	小1
塩（にんじんの0.2〜0.5%）	
水（にんじんの100%）	200mℓ

※面取りする場合は厚めに切る。

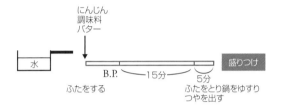

菜の花のからし和え （4人分）

菜の花	300g
しょうゆ（野菜の1%塩分）	
だし（しょうゆの3倍容量）	
練りからし	

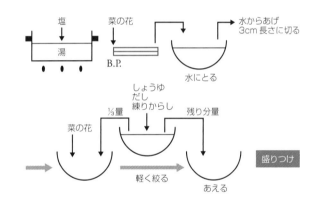

ピーマンのソテー （2人分）

ピーマン	60g
油（野菜の5%）	
塩（野菜の0.5〜0.8%）	
こしょう	少々

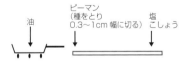

アスパラガスのソテー （2人分）

アスパラガス	60g
油（野菜の5%）	
塩（野菜の0.3〜0.5%）	
こしょう	少々

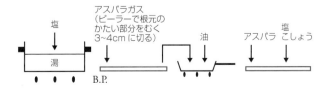

8　芋類の調理

8-1　芋類の特徴

(1) 栄養成分

（可食部100 g あたり）

食品名	エネルギー (kcal)	水分 (g)	たんぱく質 (g)	脂質 (g)	炭水化物 (g)	食塩相当量 (g)	主なビタミン・ミネラル	旬	冷凍
じゃが芋	51	81.1	1.4	微量	6.2	0	K, C	秋・冬	○
さつま芋	127	64.6	0.8	0.1	28.4	0.1	K	秋・冬	○
里芋	53	84.1	1.2	0.1	10.3	0	K, 粘質物	秋・冬	○
山芋	119	66.7	2.9	0.1	24.5	0	K, 粘質物	秋	○

(2) じゃが芋の調理性

①品種によって食味が異なる。加熱するとほくほくして煮崩れしやすい粉質の男爵，きたあかりは，粉吹き芋やマッシュポテトなどに適し，煮崩れしにくい粘質の紅丸，北海こがねは煮物などに適する。中間質にメークインがある。

②水にさらし，酸化酵素（チロシナーゼ）による褐変を防ぐ。

③芽や緑色の部分に多い有害なソラニンなどは除く。

④加熱によりでんぷんが糊化し，食味が増す。

⑤ゆで湯に塩を加えると軟化効果がある（図2-15）。

(3) さつま芋の調理性

①水にさらし，アクを除く……酸化酵素やヤラピンによって褐変・黒変するのを防ぐ。

②色よく仕上げたいときには，皮を厚くむき，水にさらす。

③加熱中に甘味が増大するが，電子レンジ加熱は甘味が弱い……糖化酵素が短時間で失活することによる。

④重曹入りの天ぷらの衣で，色が緑変する（クロロゲン酸が変化）。

⑤レモン汁等の酸味を加えると，色鮮やかになり，煮くずれしにくい。

(4) 里芋の調理性

①粘質物（ガラクタン，ムチン）を含んでいる。煮ると吹きこぼれやすく，ゆでて除くことが多い。

(5) 山芋の調理性

①生食できる……繊維がやわらかく，磨砕されやすい（弱いがアミラーゼ活性がある）。

②起泡性がある……すりおろしたものは粘性が強く，空気を抱き込むことができる（じょうよまんじゅう，かるかん）。

③酢水につけ，褐変を防ぐ。

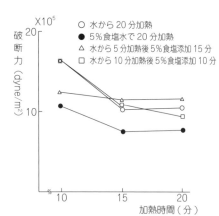

○ 水から 20 分加熱
● 5%食塩水で 20 分加熱
△ 水から 5 分加熱後 5%食塩添加 15 分
□ 水から 10 分加熱後 5%食塩添加 10 分

図2-15　食塩の添加時期による破断力の変化
（じゃが芋）
（晴山克枝「家政誌」36 (11), p.881, 1985）

8-2 基礎調理

実習テーマ1　じゃが芋の大きさとゆで時間の関係について（ポテトサラダの基礎）

目的 ： 芋の大きさとゆで時間が食味に及ぼす影響を考える。

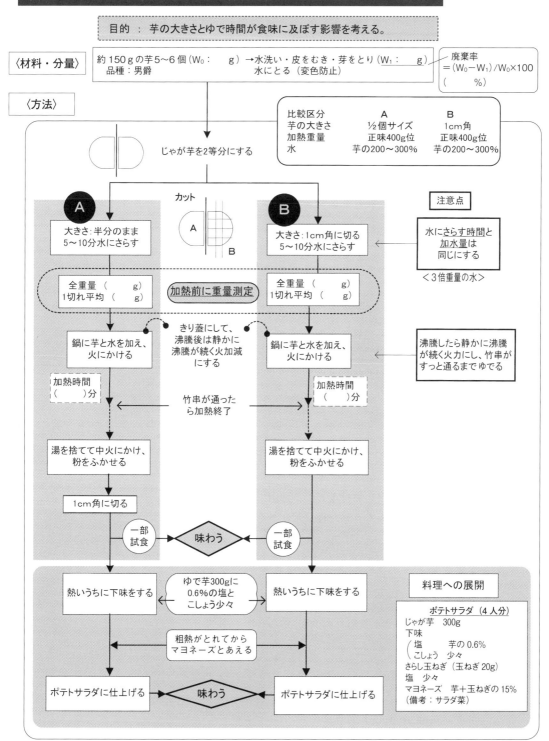

〈材料・分量〉
約150gの芋5～6個（W₀：　　g）→水洗い・皮をむき・芽をとり（W₁：　　g）
　　　　品種：男爵　　　　　　　　　水にとる（変色防止）

廃棄率
＝（W₀−W₁）/W₀×100
（　　　％）

〈方法〉

比較区分	A	B
芋の大きさ	½個サイズ	1cm角
加熱重量	正味400g位	正味400g位
水	芋の200～300%	芋の200～300%

じゃが芋を2等分にする

カット

A
大きさ：半分のまま
5～10分水にさらす

B
大きさ：1cm角に切る
5～10分水にさらす

注意点

水にさらす時間と
加水量は
同じにする
＜3倍重量の水＞

加熱前に重量測定

全重量（　　g）
1切れ平均（　　g）

全重量（　　g）
1切れ平均（　　g）

鍋に芋と水を加え、
火にかける

きり蓋にして、
沸騰後は静かに
沸騰が続く火加減
にする

鍋に芋と水を加え、
火にかける

沸騰したら静かに沸騰
が続く火力にし、竹串が
すっと通るまでゆでる

加熱時間
（　　）分

加熱時間
（　　）分

竹串が通った
ら加熱終了

湯を捨てて中火にかけ、
粉をふかせる

湯を捨てて中火にかけ、
粉をふかせる

1cm角に切る

一部試食　　味わう　　一部試食

熱いうちに下味をする　　ゆで芋300gに
0.6%の塩と
こしょう少々　　熱いうちに下味をする

粗熱がとれてから
マヨネーズとあえる

ポテトサラダに仕上げる　　味わう　　ポテトサラダに仕上げる

料理への展開

ポテトサラダ（4人分）
じゃが芋　　300g
下味
（塩　　　芋の0.6%
　こしょう　少々
さらし玉ねぎ（玉ねぎ20g）
塩　少々
マヨネーズ　芋＋玉ねぎの15%
（備考：サラダ菜）

85

〈結果〉

芋の品種・重量	品種（　　　　） 　重量（　　　　g）
皮をむいた芋の重量	重量（　　　　g）
廃棄率（％）	（　　　　％）

			A	B
	加熱前の全重量（g）			
	1切れの平均重量（g）			
	加熱時間（分）			
強く感じるほうに○印をつける	食味の特徴（ゆで芋）	外観（白さ）		
		芋特有の味の強さ		
		アクっぽさ		
		水っぽさ		
		やわらかさ		
	食味の特徴（サラダ）	塩味の強さ		
		好ましさ		

〈ポイント〉

＊Aのほうがより ゆで時間が長いのはなぜか，理由を考える。

＊じゃが芋は皮をむいたり，切ったりした後，水にさらす理由を考える。

8－3　応用調理

肉じゃが

	(6人分)
牛薄切り肉（肩,ももなど）	150 g
じゃが芋	400 g
玉ねぎ	150 g
油（肉と玉ねぎと芋の3％）	大2弱
だし（肉と玉ねぎと芋の30％〜）	200 mℓ〜
酒	大2
しょうゆ（肉と玉ねぎと芋の1〜1.2％塩分）	
砂糖（肉と玉ねぎと芋の3〜4％）	
グリーンピース	30 g

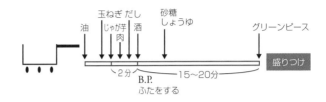

さつま芋のレモン煮

	(6人分)
さつま芋	400 g
水（芋の70％〜）	
砂糖（芋の10％）	
塩（芋の0.5％）	
酒	大1½
レモン汁（芋の3〜5％）	

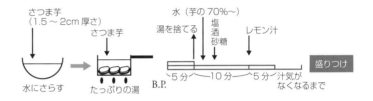

スイートポテト

	(6人分)
さつま芋	200 g
牛乳（芋の20％〜）	
砂糖（芋の10％）	
バター（芋の10％）	
卵	30 g
溶き卵	20 g

※1　蒸し器で蒸す場合, 20分くらい蒸す。
※2　なめらかにする場合は裏ごす。

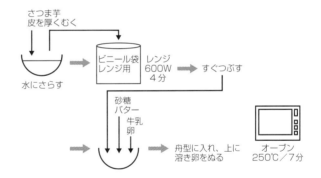

長芋の含め煮

	(4人分)
長芋	400 g
水（芋の70％）	
砂糖 みりん（芋の10％糖分）	
塩 しょうゆ（芋の0.8％塩分）	
ゆず	

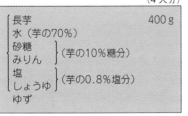

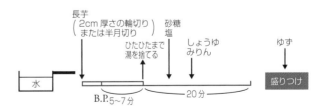

じゃが芋のコロッケ

		(6人分)
じゃが芋		300 g
塩（じゃが芋の0.5%）		小¼
こしょう		少々
玉ねぎ		60 g
合いびき肉		90 g
油（肉と玉ねぎの4%）		大½
塩（肉と玉ねぎの0.5%）		ミニ⅔弱
こしょう		少々
▶衣		
小麦粉		
溶き卵		1個分
生パン粉		
揚げ油		
ソース		適宜
キャベツ		100 g
にんじん		20 g

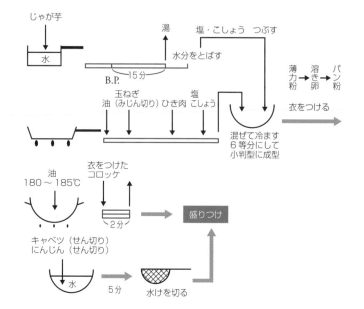

さつま芋の茶巾絞り

		(6人分)
さつま芋		200 g
牛乳		大1～
砂糖（芋の10%）		
大納言小豆		20粒

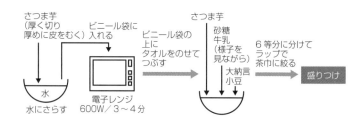

ポテトサラダ

		(6人分)
じゃが芋		300 g
にんじん		30 g
塩（芋とにんじんの0.6%）		小⅓
こしょう		少々
きゅうり		1本
塩（きゅうりの1%）		
玉ねぎ		20 g
塩		少々
マヨネーズ（野菜の15%）		65 g

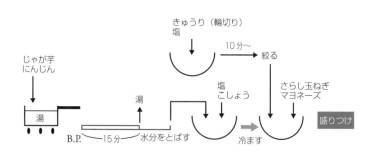

さつま芋とりんごの重ね煮

		(4人分)
さつま芋		200 g
りんご		200 g
レーズン		30 g
バター		20 g
砂糖（芋とりんごの8～10%）		
塩（芋とりんごの0.1～0.4%）		
水		1カップ
レモン汁（芋とりんごの0～2%）		
バター		5 g
シナモンパウダー		少々

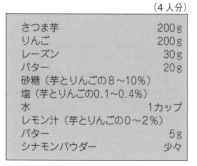

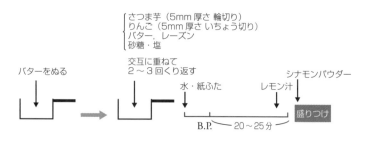

9 米類の調理

9-1 米類の特徴

(1) 栄養成分

(可食部100gあたり)

食品名	エネルギー (kcal)	水分 (g)	たんぱく質 (g)	脂質 (g)	炭水化物 (g)	食塩相当量 (g)	主なビタミン・ミネラル	旬
うるち・精白米	342	14.9	5.3	0.8	75.6	0		秋
うるち・胚芽精米	343	14.9	6.5	1.9	72.2	0	P, B₁	秋
もち米	343	14.9	5.8	1.0	77.4	0	P, B₁	秋

(2) 種類

米を大別すると短粒の日本型（japonica）と長粒のインド型（indica）があり，アミロース含量の低い米は，粘質の飯になる。

①乾物であり，精白米，無洗精白米，胚芽精米がある。

②でんぷんの違いにより，うるち米ともち米がある。

・うるち米……アミロース約20％，アミロペクチン約80％。

・もち米……アミロースをほとんど含まず，アミロペクチン100％。

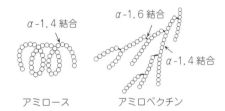

図2-16　でんぷんの構造
（川端輝江『基礎栄養学』p.31,
アイ・ケイコーポレーション，2010）

(3) うるち米ともち米の調理性

1）炊飯

炊飯により米でんぷんは糊化し，飯となる。通常米の2.1～2.3倍重量に仕上げる。

①洗米……水を数回かえて手早く洗う。付着水約10％。

②加水・浸漬……加水量は，米重量の130～150％で，米の吸水量と蒸発量や用途などを加味して決める。

吸水量は水温・時間・米の種類により異なる。飽和吸水の目安は，25％前後である。浸水時間の目安は，30分である。

③加熱……米の糊化には98℃以上，20分以上の加熱が必要であり，ガス火での炊飯曲線は図2-18のようになる。

④蒸らし……温度を下げず，飯粒の表面に付着している水分を完全に吸収させ，ふっくらした飯にする。

⑤保存……飯を5～10℃で保存すると，著しく老化してかたくなるので，飯は少量単位で冷凍保存し，電子レンジで解凍・加熱するとよい。

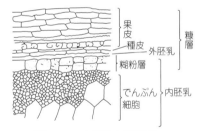

図2-17　玄米粒の縦断面
（大川徳太郎ら『三訂食品材料学』
医歯薬出版，1976に加筆）

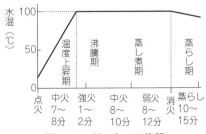

図2-18　ガス火での炊飯

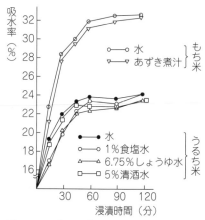

図2-19　味つけ飯における調味料の米の重量増加に及ぼす影響
（松元文子他「家政誌」18，p.158，1967より作図）

胚芽精米は，胚芽および糊粉層が残っていて吸水が悪いので，浸水時間を60分と長くし，精白米と同じように加水，加熱する。

2）炊き込み飯，混ぜ込み飯

塩，しょうゆ，酒などの調味料は，浸水中の吸水を阻害するので，加熱直前に加える。副材料の添加時期は煮えやすさ，色や香りによって決める。

表2-10　具の例と量

味	具	米重量に対する%	添加時期
塩味	グリーンピース	20～40	炊き始め
	くり	30～40	炊き始め
	芋類	70～80	炊き始め
	菊花，青じそ	5～15	炊き上がり
しょうゆ味	たけのこ	40～50	炊き始め
	アサリ，カキ	50～60	炊き始め
	五目	50～70	炊き始め

3）すし飯

飯はややかために炊き，蒸らし終了直後の熱いときに，合わせ酢を合わせ，飯を切るように混ぜる。

表2-11　合わせ酢の割合（米に対して）

種類	酢（%）	砂糖（%）	塩（%）	合わせ酢の味
ちらしずし	12～15	3～4	1.2～1.5～1.8	やや濃厚
魚のすし	15	1～2	1.2～1.5～1.8	さっぱり味

4）炒め飯（ピラフ，炒飯）

炒め飯の油脂量
ピラフ…米の3～4%
炒飯…飯の5～7%

ピラフは，米を油脂で炒め，米粒表面の組織が破損して，米粒表面の糊化や油を含む層により，米の中心部への水の浸透が遅れ，中心がかたい飯になりやすい。炒飯は，飯を油脂で炒め，飯粒が粘りのないぱらっとした状態に仕上げる。

5）かゆ

飯粒と重湯の割合によって分類される。通常は仕上がりのかゆの状態から命名された「何分がゆ」の表現が一般的である。

表2-12　かゆの名称と水加減

かゆの一般名称	炊き上がり倍率	炊き上がりに対する米重量割合	通常調理での加水量（容量）米（カップ※）	水（カップ）
全がゆ	5倍	20%	1	5
七分がゆ	7倍	15%	1	7
五分がゆ	10倍	10%	1	10
三分がゆ	20倍	5%	1	20

※米1カップ（200mℓ）＝170g

6）こわめし（強飯）

　こわめしのかたさは，もち米の1.6〜1.9倍重量に仕上げるとよい。調理方法として蒸し，炊き，電子レンジ法がある。

①蒸し加熱

・加水・浸漬……洗米して予備浸水する。もち米はうるち米より水を吸収しやすく，飽和吸水の目安は35〜40％であり，ほぼ2時間で完了する。

・加熱……火力は強火で，常に充分な蒸気量で蒸すようにする。40〜50分かけて蒸し，途中でふり水を1〜2回行なう。

・蒸し上がり……蒸し上がったらすぐざるなどに移し，余分な水分を飛ばす。

②炊き加熱……もち米にうるち米を25％ぐらい加え，水加減をして炊飯器で炊く。

③電子レンジ加熱……2カップくらいなら，電子レンジを使用して手軽にできる。洗米後もち米重量の100％の水に60分前後浸水し，600Wで8分加熱して途中1回混ぜ，さらに4分加熱して10分蒸らす（134ページ参照）。

9-2 基礎調理

**実習テーマ1 米の種類(精白米、胚芽精米)と味つけ飯の炊飯要領
及びおむすびの塩味(混ぜ込み味と表面味)**

目的：米の種類と味つけ飯の炊飯要領 及び おむすびの塩味(混ぜ込み味と表面味)を理解する。

〈材料・分量〉

米の種類(精白米、 胚芽精米)
品種(   )(   )   *できれば同一生産年度・産地・銘柄米を用いる。

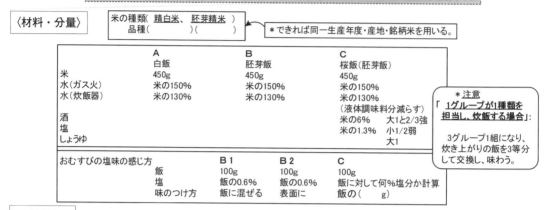

	A 白飯	B 胚芽飯	C 桜飯(胚芽飯)
米	450g	450g	450g
水(ガス火)	米の150%	米の150%	米の150%
水(炊飯器)	米の130%	米の130%	米の130% (液体調味料分減らす)
酒			米の6% 大1と2/3強
塩			米の1.3% 小1/2弱
しょうゆ			大1

*注意
「1グループが1種類を担当し、炊飯する場合」：

3グループ1組になり、炊き上がりの飯を3等分して交換し、味わう。

	B1	B2	C
おむすびの塩味の感じ方			
飯	100g	100g	100g
塩	飯の0.6%	飯の0.6%	飯に対して何%塩分か計算
味のつけ方	飯に混ぜる	表面に	飯の(g)

〈方法〉

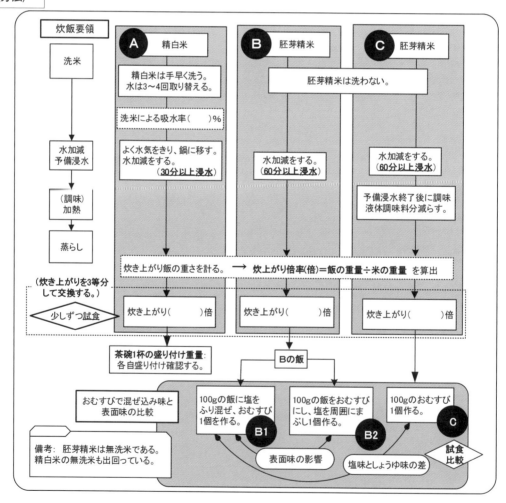

炊飯要領

洗米 → 水加減 予備浸水 → (調味)加熱 → 蒸らし

A 精白米
精白米は手早く洗う。水は3～4回取り替える。
洗米による吸水率(   )%
よく水気をきり、鍋に移す。水加減をする。(30分以上浸水)

B 胚芽精米
胚芽精米は洗わない。
水加減をする。(60分以上浸水)

C 胚芽精米
水加減をする。(60分以上浸水)
予備浸水終了後に調味液体調味料分減らす。

炊き上がり飯の重さを計る。 → **炊上がり倍率(倍)＝飯の重量÷米の重量** を算出

(炊き上がりを3等分して交換する。)

少しずつ試食

炊き上がり(   )倍
炊き上がり(   )倍
炊き上がり(   )倍

茶碗1杯の盛り付け重量: 各自盛り付け確認する。

Bの飯

おむすびで混ぜ込み味と表面味の比較

100gの飯に塩をふり混ぜ、おむすび1個を作る。 **B1**
100gの飯をおむすびにし、塩を周囲にまぶし1個作る。 **B2**
100gのおむすび1個作る。 **C**

備考: 胚芽精米は無洗米である。精白米の無洗米も出回っている。

表面味の影響
塩味としょうゆ味の差
試食比較

〈結果〉

			A	B	C
米の重さ			洗米後 450 g → （　　　g）	450 g	450 g
洗米による吸水量（g）・吸水（%）			g,　　　%		
浸水時間（分）					
加熱時間（分）					
飯の重さ（g）					
炊き上がり倍率					
文章で表現（基準A）	食味の特徴	外観（色・つや）			
		かたさ			
		粘り			
		かみごたえ			
		味			

$$吸水（%）= \frac{洗米による吸水量（g）}{米の重さ（g）} \times 100$$

※試食の仕方：白い皿に各20 gずつ盛りつける。同じ程度によくかんで試食して記入する。

〈ポイント〉

＊米を手早く洗うのはなぜか考える。
＊米を予備浸水する理由を考える。
＊予備浸水なしの飯は，どのような状態になるのか考える。
＊味つけ飯の調味を予備浸水終了後に行なう理由を考える。

※おむすびの食味の特徴

	塩味の強い順	一口食べたときの印象の違い
B1		
B2		
C		

※茶碗1杯の盛りつけ重量（　　）g　　グループ平均（　　）g

実習テーマ2　食器・食具の重さ

目的：よく使用する食器・食具の重さを知る。

＊次の食器・食具の重さを目測したのち，実測しなさい（各自の結果を記録する）。

	目測（g）	実測（g）	誤差（%）
飯茶わん			
汁わん			
小鉢			
箸（1膳）			

$$誤差（\%）＝\frac{実測（g）－目測（g）}{実測（g）}×100$$

＊自宅で使っている自分の食器・食具についても行なう。

食器・食具の種類	目測（g）	実測（g）	誤差（%）

※使いやすい箸の長さは身長の15%程度相当（一咫半）といわれる。

９−３　応用調理

白飯

	(6人分)
精白米	400 g
水（米の150％）	

※炊飯器の場合の水は米の130％。

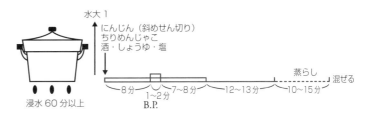

浸水 30 分以上　　7～8分　1～2分　7～8分　12～13分　10～15分　蒸らし　混ぜる
B.P.

にんじんごはん

	(6人分)
胚芽精米	400 g
水 酒 ｝（米の150％）	大 1
塩 しょうゆ ｝（米の1.5％塩分）	
にんじん	90 g
ちりめんじゃこ	40 g

※炊飯器の場合の水と酒は米の140％。

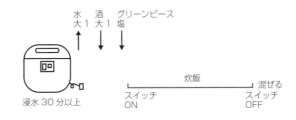

水大 1　にんじん（斜めせん切り）　ちりめんじゃこ　酒・しょうゆ・塩

浸水 60 分以上　　8分　1～2分　7～8分　12～13分　10～15分　蒸らし　混ぜる
B.P.

ピースごはん

	(6人分)
精白米	400 g
水 酒 ｝（米の130％）	大 1
塩（米の1.5％）	
グリーンピース （さやつき250 g）	g

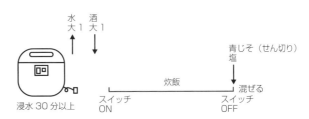

水大 1　酒大 1　グリーンピース　塩

浸水 30 分以上　スイッチ ON　炊飯　スイッチ OFF　混ぜる

青じそごはん

	(6人分)
精白米	400 g
水 酒 ｝（米の130％）	大 1
塩（炊き上がりの0.4％）	
青じそ（炊き上がりの2.5％）	

水大 1　酒大 1　青じそ（せん切り）　塩

浸水 30 分以上　スイッチ ON　炊飯　スイッチ OFF　混ぜる

カマスずし

	(4人分)
精白米	300 g
水 （米の140%重量）	
酒 （米の140%重量）	大1
昆布	3 g
干カマス（すし飯の20%）	
青じそ（すし飯の2%）	
しょうが（すし飯の3%）	
▶合わせ酢	
酢（米の12%）	大2½
砂糖（米の2%）	小2
塩（米の1.2〜1.5%）	

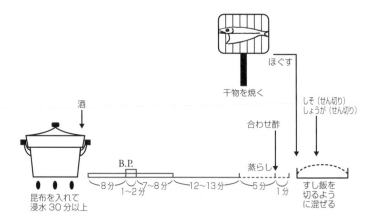

ピラフ

	(6人分)
精白米	400 g
水（またはブイヨン 米の130%）	
玉ねぎ	50〜60 g
鶏もも肉	150 g
塩（鶏肉の0.5%）	
マッシュルーム	50 g
バター（具の4%）	10 g
塩（米の0.5〜0.8%）	
パセリ	5 g

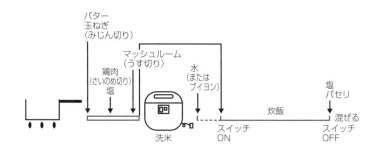

炒飯

	(3人分)
胚芽精米飯	500 g
ねぎ	15 g
焼き豚	50 g
▶炒蛋	
卵	2個
塩（卵の0.3%）	
油（卵の25%）	大2
油（飯の5%）	大2強
塩（飯の0.6%塩分）	小⅓
しょうゆ（飯の0.6%塩分）	小1

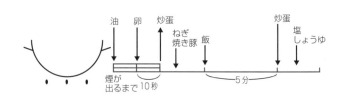

10 小麦粉類の調理

10-1 小麦粉類の特徴

(1) 栄養成分

（可食部100 g あたり）

食品名	エネルギー （kcal）	水分 （g）	たんぱく質 （g）	脂質 （g）	炭水化物 （g）	食塩相当量 （g）
薄力粉（1等）	349	14.0	7.7	1.3	73.1	0
中力粉（1等）	337	14.0	8.3	1.4	69.5	0
強力粉（1等）	337	14.5	11.0	1.3	66.8	0

表2-13　小麦粉の分類と用途

種類	たんぱく質含量	グルテンの質	粒度	用途
薄力粉	6.5〜9％	軟弱	細かい	ケーキ，クッキー等，天ぷらの衣，一般調理
中力粉	8〜10.5％	中間	やや細かい	うどん，そうめん
強力粉	11.5〜13％前後	強靭	粗い	食パン，フランスパン
デュラム小麦のセモリナ※	11〜13％前後	強い	極めて粗い	パスタ類

※セモリナは粗びきの意味。デュラム小麦は小麦粒がかたいので，粉にせずに軽く粉砕したセモリナにして用いる。

(2) 調理性

　小麦粉の調理性は，たんぱく質とでんぷんによる。小麦粉のたんぱく質は量的には少ないが，その調理特性に大きく寄与しており，たんぱく質の約80％を占めるグルテニンとグリアジンが，グルテン形成に関与する。

1）加水量により，ドウとバッターなどの生地ができる（表2-14）

①ドウ……餃子の皮，うどん，パン生地など（グルテンを形成）

②バッター……スポンジケーキなど

表2-14　小麦粉と水の割合

生地	小麦粉に対する水量※（％）	生地の状態		料理例
ドウ	45〜65	手でこねられるかたさ	粘弾性がある	餃子の皮，パン，まんじゅうの皮
ペースト	65〜100	手ではこねられないが流れないかたさ	中間	シュー，クッキー，ホットケーキ
バッター	130〜160	ぽってりと流れるかたさ	流動性がある	カップケーキ，パウンドケーキ
	160〜200	流れるかたさ		天ぷらの衣，スポンジケーキ，シフォンケーキ
	200〜400	さらさら流れるかたさ		クレープ，お好み焼き

※牛乳，卵，砂糖などは，換水値（卵=0.8，牛乳=0.9〜1.0，砂糖=0.4〜0.6）を用いて水に換算すると同程度の生地のかたさになる。

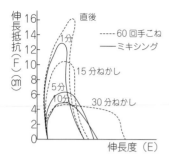

図2-20 ドウのねかしの効果
（松元文子他「家政誌」11，p.349，1960から作図）

> **1）伸展性** 伸び拡がる性質。

ドウの性質に影響を及ぼす要因

①ドウは，こねたり，ねかすことで粘弾性・伸展性[1]・可塑性が増す（図2-20）。

②ドウのかたさは，加水量と水温により異なる（表2-15）。

③食塩の添加はグルテンの粘弾性を増し，伸展性と抗張力を増大する。

④砂糖はドウの粘弾性を減少させ，伸展性を増加する。

⑤油脂はグルテン形成を阻害するが，ドウの安定性，伸展性は増す。

表2-15 ドウのかたさに及ぼす水温の影響

水温（℃）	加水量（粉に対する%）	かたさ（dyn/cm²）
5	55	6.25×10^4
20	55	4.40×10^4
90	55	16.00×10^4
90	90	4.08×10^4

（請川琴子ら「広島女学院大学論集」19，1969より作表）

グルテンの性質

小麦粉に水を加えてこねると，グルテニンとグリアジンが水を吸って膨潤し，絡み合って，網目構造を持った粘質物のグルテンが形成される。このグルテンは，粘弾性，伸展性，可塑性を持つため，調理用途が幅広い。

加熱するとグルテンは変性して伸展性を失うが，代わりに小麦粉中のでんぷんが糊化して粘りを与える。この役割が交代する温度は約70℃で，この温度を境目として粘りを示す成分が異なるのが他の穀類と異なる小麦粉の特徴である。

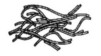 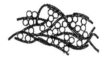

グルテニン　　　グリアジン　　　グルテン
弾性を有する　　粘性を有する

図2-21 グルテンの構造

2）膨化調理ができる

グルテンを利用し，生地を膨化させて多孔質にする調理。

①イーストによる膨化……パン，中華まんじゅうなど

②ベーキングパウダー，重曹による膨化……ホットケーキ，まんじゅうなど

③気泡による膨化……スポンジケーキ，かるかんなど

④水蒸気圧を利用した膨化……シュー皮，パイなど

3）濃度をつけることができる

小麦粉の炒め加減により，いろいろなルウ・ソースを作ることができる。

……ホワイトルウ，ブラウンルウなど

表2-16 スープ，ソース類の小麦粉濃度

	小麦粉濃度
スープ類	液体の2〜4%
シチュー類	液体の3〜5%
ソース	ソースの仕上がりの3〜6%
グラタンなど	ソースの仕上がりの4〜9%

10−2 基礎調理

実習テーマ1 餃子の皮

目的 : ドウ作りの調理に用いられる小麦粉の種類とそのねかし効果について考える。

〈材料・分量〉

薄力粉 50g
強力粉 50g×2組
水、熱湯

〈方法〉

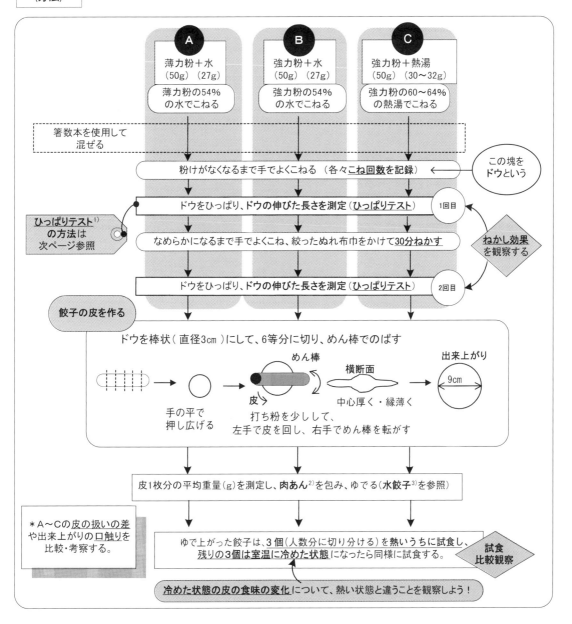

＊A〜Cの皮の扱いの差や出来上がりの口触りを比較・考察する。

1)

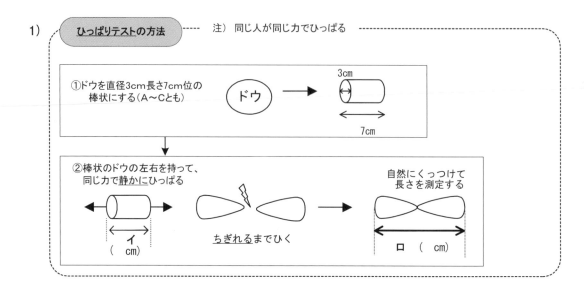

ひっぱりテストの方法 ----- 注）同じ人が同じ力でひっぱる -----

①ドウを直径3cm長さ7cm位の
　棒状にする（A〜Cとも）

ドウ → 3cm 7cm

②棒状のドウの左右を持って、
　同じ力で<u>静かに</u>ひっぱる

イ
（　cm）

<u>ちぎれるまでひく</u>

自然にくっつけて
長さを測定する

ロ（　cm）

2)

肉あん （材料・分量18個分） ------

豚ひき肉		120g
キャベツ	200g（生）→	120g
		（加熱後60％に絞る）
しょうが汁	肉の2％	小さじ½
ねぎ（みじん切り）	肉の10％	12g
塩	1％塩分	1.2g（ミニ1）
しょうゆ	（240gに対して）	小1強
酒		小1
ごま油		小1

塩：しょうゆ＝1：1塩分比

〈　作り方　〉

イ）キャベツは電子レンジ500Wで2分加熱して
　　絞り刻む（4倍重量の湯で1〜2分ゆでで、みじ
　　ん切りにしてもよい）。
　　※絞った後で、元の60％重量（120g）を確認。

ロ）ボールに肉・ねぎ（みじん切り）・しょうが汁
　　と全調味料を入れて混ぜ合わせ、キャベツ
　　を加えてさらに混ぜる。

ハ）18個に分けて、餃子の皮に包む。

3)

水餃子のゆで方 ------

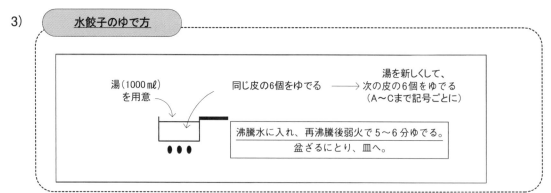

湯（1000㎖）
を用意

同じ皮の6個をゆでる ──→

湯を新しくして、
次の皮の6個をゆでる
（A〜Cまで記号ごとに）

沸騰水に入れ、再沸騰後弱火で5〜6分ゆでる。
盆ざるにとり、皿へ。

鍋貼（グオティエ）：焼き餃子
水餃（シュイチャオ）：水餃子
蒸餃（ツォンチャオ）：蒸し餃子
蝦餃（シアチャオ）：浮き粉皮のエビ蒸し餃子

〈結果〉

| | こね回数 | 1回目（こね直後） | | 2回目（30分ねかし） | | 皮1枚の重量 | ねかし後の伸びやすい順位 |
		イ	ロ	イ	ロ		
A		cm → cm		cm → cm		g	
B		cm → cm		cm → cm		g	
C		cm → cm		cm → cm		g	

〈ポイント〉

《皮の扱いの比較》具体的に記述する。

比較ポイント	比較記号	触った時の状態	どちらがよい？（記号を記入）
皮として伸ばしやすいのは？	AとB		
	BとC		
肉あんを包みやすいのは？	AとB		
	BとC		

＊ドゥをねかせる効果を考える。

＊餃子の皮のとき，強力粉を使う理由を考える。

＊ドゥを作るとき，水を用いることと，熱湯を用いることの相違を考える。

〈結果〉

《皮の口ざわり（テクスチャー）の比較》皮の口ざわりの特徴と皮と肉あんの感触の良し悪しを比較する。

〈ゆでたて〉

餃子の種類	皮の口ざわりの特徴	皮と肉あんの食感のバランス
A		良い ・ 普通 ・ 悪い
B		良い ・ 普通 ・ 悪い
C		良い ・ 普通 ・ 悪い

↑　該当項目に○をつける

〈室温になった時〉

餃子の種類	皮の口ざわりの特徴	皮と肉あんの食感のバランス
A		良い ・ 普通 ・ 悪い
B		良い ・ 普通 ・ 悪い
C		良い ・ 普通 ・ 悪い

↑　該当項目に○をつける

〈ポイント〉

＊水餃子の皮として，どの配合が適切か，A・B・Cに○印をつける。

10－3　応用調理

マカロニグラタン　　　　　　　（4人分）

マカロニ	100 g
塩（ゆで湯の0.3％）	
鶏もも肉	200 g
塩（肉の0.5％）	
こしょう	少々
バター	大1
マッシュルーム	80 g
▶ホワイトソース（仕上がり500 g）	
玉ねぎ	100 g
バター	20～30 g
薄力粉（仕上がり重量の4～6％）	20～30 g
ブイヨン	100～200㎖
牛乳	400㎖
塩（仕上がり重量の0.2～0.3％）	
こしょう	少々
粉チーズ	30 g

バター：薄力粉＝1：1重量比

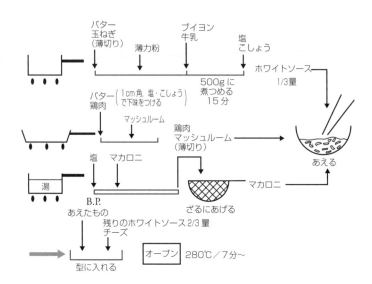

葱　油餅　（ツォンユウビン）　　　　　　（2枚分）

薄力粉	50 g
強力粉	50 g
微温湯（40～60℃）（粉の65～70％）	
ラード（粉の10％）	
粉の中：ぬる分＝1：1重量	
ねぎ（粉の10％）	10 g
塩（粉の1.5％）	小¼
粉ざんしょう	少々
油	

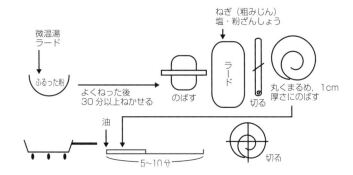

クッキー　　　　　　　　　　（12枚分）

バター	50 g
砂糖	30 g
卵黄	1個分
薄力粉	100 g
バニラエッセンス	
卵黄	1個分
水	小2

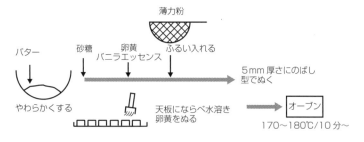

杏仁酥（シンレンスウ）（中国風アーモンドクッキー）（12枚分）

薄力粉	100 g
ベーキングパウダー（粉の3％）小1（3 g）	
重曹（粉の1.5％）	1.5 g
ラード（粉の50％）	50 g
砂糖（粉の50％）	50 g
塩（粉の0.3％）	
卵	25 g
アーモンドエッセンス	少々
アーモンド（空焼き120～130℃30分～）	12個
溶き卵	

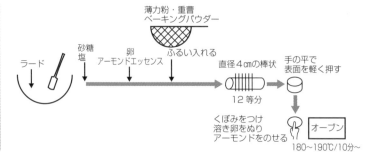

煮込みうどん

（3人分）

うどん（乾めん）		150g
ゆで湯（めんの10倍）		1.5ℓ
だし		960㎖
塩	（だしの1％塩分）	小1
しょうゆ		大1強
みりん		大1
豚もも肉（薄切り）		90g
ねぎ		30g
ほうれん草		90g
しいたけ		3枚
七味とうがらし		

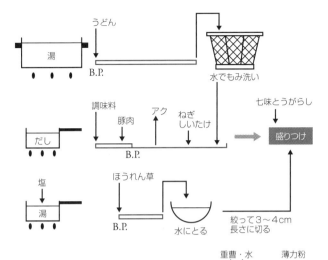

茶まんじゅう

（6人分）

薄力粉	80g
黒砂糖	40g
水	50g
黒砂糖と水は煮つめて粉の 90～100％（72～80g）にする	
重曹（薄力粉の2～3％）	2g
水	小1
あずきあん	150g
打ち粉（薄力粉）	
経木	

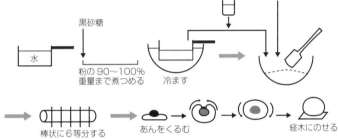

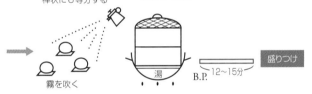

シュークリーム

（シュー6個分）（12個分）

▶シュー		
バター（薄力粉の100％）	40g	60g
水（薄力粉の150％）	60g	90g
薄力粉	40g	60g
卵（薄力粉の170～200％）70～80g		2～3個
▶カスタードクリーム		
卵黄		2個
砂糖（液体の15～20％）		40～60g
薄力粉	9g	大1
コーンスターチ	6g	大1
牛乳		200㎖
バター		10g
生クリーム		50～100㎖
バニラエッセンス		2～3滴
粉砂糖		

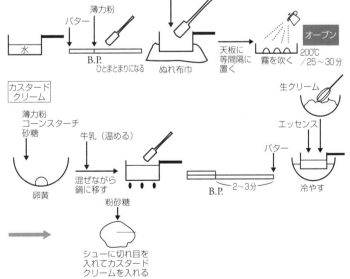

3

調理法からのアプローチ

調理法（加熱操作）の分類と特徴

調理法から調理を分類する場合，なま物調理（刺し身，洗い，酢の物，サラダ等）と加熱調理に大別される。なま物は旬の食材の選択とその鮮度の見きわめと包丁法がかなり重要な部分を占めている。ここでは，加熱調理について，加熱操作のちがいによる分類と特徴を学習する。その手法は，基礎・応用調理の中に組み込んであるので，実際の調理からそのエッセンスをつかみ，系統的に理解を深め，体得する。

加熱は調理の主要な操作である。加熱によって食材の組織，成分，物性は大きく変わり，新たな食味を形成する。加熱操作は水を熱の媒体とする湿式加熱法（汁物，煮物，蒸し物）と水を利用しない乾式加熱法（焼き物，炒め物，揚げ物）に類別される。熱源や熱媒体の違いが加熱温度や時間に関与して多様な食味とおいしさが作られる。

表3-1　加熱法の分類と特徴

加熱法	調理操作	食材への伝熱の形態	使用温度域	調味時期	焦げの有無	食品中の水分の移動
湿式加熱	汁物	低温～高温の水の対流	～100℃	・加熱中	なし	・乾物は抽出・水煮中に吸水 ・魚肉類は変性・凝固により脱水 ・水分の多い野菜類は減少する場合あり ・芋，かぼちゃ，栗の変化は少ない
	ゆで物	低温～高温の水の対流	～100℃	・調味なし ・加熱前	なし	
	煮物	高温の水の対流	～100℃ 圧力鍋約120℃前後	・加熱中	なし	
	蒸し物	水蒸気の凝縮熱（2300 J/g），一部伝導熱	100℃ 卵液は85～90℃	・加熱前 ・加熱後	なし	
乾式加熱	焼き物	金属板の伝導熱 熱源からの放射熱 オーブン中の空気の対流	150～300℃	・加熱前 ・加熱中 ・供卓時	あり	・食品表面から水分の蒸発あり，乾燥し続ける
	炒め物	高温の油の対流 金属板の伝導熱	150～200℃	・加熱前 ・加熱中	あり	・食品組織から水分の放出あり
	揚げ物	高温の油脂の対流	150～200℃ 油通しは100～130℃	・加熱前 ・加熱後 ・供卓時	あり	・水分と油の交代があり，テクスチャーの変化は大
誘導加熱（電磁調理器加熱）	湿式・乾式加熱に準ずる。直火焼きは不可	電磁誘導で発生したジュール熱で鍋底を加熱するので，熱媒体によって種々の伝熱形態可	100～200℃	・湿式，乾式加熱に準ずる	加熱操作による	・湿式・乾式加熱に準ずる
誘電加熱（電子レンジ加熱）	湿式・乾式に準ずる	食品自身の発熱	食品の水分があるうちは100℃	・加熱前 ・加熱後	なし	・水分蒸発著しい（ラップ等の利用を考慮）

1 汁　物

1－1　汁物の特徴

うま味成分を多く含む食品を水の中で加熱して，そのうま味成分を浸出（抽出）した汁，すなわち煮出し汁を主体とする調理である。和・洋・中国風のだしのとり方や材料配合との特徴は，地域の気候風土，文化とかかわっていることが実感できる。たとえば，和風のだしの材料のカツオ節や煮干しは，製造工程に手をかけてはいるが，実際のだしをとる時間や手間はかからない。しかし，洋風・中国風のだしは，生の獣鳥魚肉類や野菜を使い，時間をかけて，水においしさを引き出すものである。

(1) 和風だしのとり方

表3-2　カツオ節のだし（カツオ節の使用量）　　　　　　　（mg／100mℓ）

とり方＼成分	カツオ節 水の2%	水の4%	水の8%	沸騰水に入れ 1分沸騰	沸騰水に入れ 5分沸騰
総窒素	41.1	65.6	111.0	34.2	33.4
アミノ態窒素	10.1	16.9	25.1	8.5	7.7
だしをとる条件	沸騰1分，静置3分			削り節：水の2%，静置3分	

（吉松藤子「家政誌」5，p.359，1965から作表）

表3-3　煮干しのだし（煮干しの浸水時間と加熱時間の比較）

浸水時間（時間）	沸騰継続時間（分）	食塩量（g／100mℓ）	総窒素量（mg／100mℓ）	アミノ態窒素（mg／100mℓ）	酸度（mℓ／100mℓ）
0	10	0.155	31.71	6.23	3.05
0	30	0.153	35.02	6.45	3.59
2	1	0.157	28.20	5.79	2.86
だしをとる条件		煮干し：頭，内臓をとり，背骨に沿って半身を裂く。水の3%			

（平田裕子・脇田美佳ら「家政誌」40，p.891，1989から作表）

表3-4　昆布のだし（昆布の浸水温度・時間，加熱時間の比較）

浸水温度（℃）	浸水時間（時）	加熱温度（℃）	加熱時間（分）	溶出成分（mg／100mℓ）*				
				Asp.	Glu.	5'-AMP	5'-GMP	Mannitol
10	1	0	0	14.11	32.07	0.04	0.02	370
……	……	10〜100	5	12.24	30.20	0.05	0.01	600
……	……	100	5	15.49	36.66	0.06	0.01	746
だしをとる条件				利尻昆布：仕上がり量の4%				

（松本仲子・加藤尚巳ら「家政誌」40，p.883，1989から作表）

*Asp.：アスパラギン酸（うま味を持つアミノ酸）
　Glu.：グルタミン酸（うま味を持つアミノ酸）
　5'-AMP：アデニル酸（Glu.のうま味に相乗効果を持つ核酸関連物質）
　5'-GMP：グアニル酸（うま味を持つ核酸関連物質，Glu.のうま味に相乗効果を持つ）
　Mannitol：マンニトール（ショ糖の60%程度の穏やかな甘味を持つ甘味物質）

(2) 混合だしの特徴

　和風・洋風・中国風だしの材料の組み合わせの多くは，混合だしの形式である。

①植物性食品……昆布，干ししいたけ，香味野菜（ねぎ類，にんじん，キャベツなど）

②動物性食品……カツオ節類，煮干し，干し貝柱，干しエビ，肉類，骨

　これらの食材を組み合わせて使うと，5'-IMP（イノシン酸）等の核酸関連物質やグルタミン酸，アラニン等のアミノ酸が溶出され，その相乗効果も含め，その他，溶出される有機酸，無機質等が相互に影響して，汁特有のうま味を形成する。

　精進だしとして昆布のほかに，干ししいたけのだし（うま味と香り）や切り干し大根のだし（甘味とうま味を生かす）も使われる。

(3) 汁物の種類

『上田フサのおそうざい手ほどき』86～105ページ参照。

　汁物の始まりは，魚介類，肉，野菜類などを水でコトコト煮て，汁と実を供するものである。現在でも日本のさつま汁，のっぺい汁，アメリカのチャウダー，フランスのポトフー，ロシアのボルシチのような形で継承されている。一方，だしをとって，魚介・肉・野菜類を加えて仕立てられた汁物（和風では，たとえば，椀盛り）も多い。実際の調理から汁物の理解を深めよう。

　汁物はだしをとってから作るものと，食材自身がだしとしておいしさを提供しながら，その主材料になるものがある。ここに各種だしの材料配合と加熱方法について，上田フサのこだわりのレシピを紹介する（表3-5参照）。

和風だしのとり方

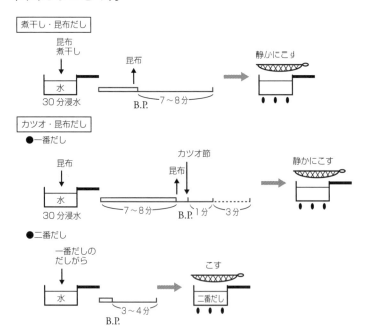

表3-5　だしの種類

だしの種類	材料と分量	加熱方法	仕上がり量 用　　途
和風だし 煮干し・昆布だし	水（仕上がり量の25～30％増）1200mℓ 煮干し（水の2％）　　　　　24g だし昆布（水の1％）　　　　12g	鍋に水，昆布，煮干しを入れ，7，8分かけ，沸騰直前に昆布を引き上げ，さらに7，8分煮出す。火を止め，沈んだらこす。	900mℓ みそ汁 惣菜煮物
和風だし カツオ・昆布だし	●一番だし 水（仕上がり量の25～30％増）1200mℓ カツオ節（水の2％）　　　　24g だし昆布（水の1％）　　　　12g	鍋に水，昆布を入れ，7,8分かけ，沸騰直前に昆布を引き上げ弱火にし，カツオ節を入れ，1分後に火を止め，3分後にこす。	900mℓ すまし汁 煮物 蒸し物等
	●二番だし 水（一番だしの½量）　　　　600mℓ だしがら	鍋に水，だしがらを入れて弱～中火にかけ，沸騰後3～4分煮出す。火を止めてこす。	400mℓ 椀種の下煮 煮物
洋風だし コンソメのもと汁	水（仕上がり量の3倍）　　　3ℓ 牛すね肉（そのまま）　　　800g 玉ねぎ 中1個，クローブ 2個， にんじん 中1本，白粒こしょう 少々，セロリ 中½本，ロリエ 1枚， 小かぶ 中1個 野菜類（仕上がり量の30％） 塩（仕上がり量の0.3％）	鍋に肉と水を入れ，強火にかけ，沸騰したらアクをとり，汁の中央が静かにたぎる火加減で1時間，野菜を加えさらに3時間後，静かにこす。浮いた脂を除く。	1000mℓ コンソメのもと汁 各種ポタージュ
洋風だし 家庭用コンソメ （手軽な手法）	水またはブイヨン※ 　（仕上がり量の2倍）　　　1.2ℓ 牛赤身肉（ひき肉）　　　　150g 鶏ガラ（細かくたたく）　　70g 玉ねぎ　　　　　　　　　　30g にんじん　　　　　　　　　15g セロリ　　　　　　　　　　15g 卵白1個分 野菜類（仕上がり量の10％） 食塩（仕上がり量の0.3％）	鍋に全材料を入れ，木じゃくしでよく混ぜ，冷水を入れてよく混ぜる。中火で混ぜ，灰色に濁ってきたら，しゃくしを引き上げ5,6分後，膜を1,2個所破り，静かに30～60分間煮出す。ていねいにこす。浮き脂をていねいにとる。	600mℓ コンソメ
洋風だし 魚だし（フォン）	水（仕上がり量の1.5倍）　　1.5ℓ 白身魚の頭，骨　　　　　　500g 玉ねぎ（仕上がり量の5％）　50g パセリ茎 2本，粒こしょう 少々， レモン薄切り 3枚 白ワイン（仕上がり量の20％）200mℓ 塩（仕上がり量の0.3％）	鍋にすべての材料を入れ，強めの火力にかけ，沸騰したら，アクをとり，静かに沸騰する火力で20分間煮出し，静かにこす。	1000mℓ 魚料理 ソースの煮汁
中国風だし 鶏だし （骨頭湯）	水（仕上がり量の2倍）　　　2ℓ 鶏ガラ（2羽）　　　　　　200g 長ねぎ（仕上がり量の3％）　30g しょうが（仕上がり量の0.7％）7g	鍋にガラと水を入れ，強めの火力にかけ，浮き上がるアクをとり，ねぎ・しょうがを入れ，静かに沸騰する火力で1時間煮出し，こす。	1000mℓ 清湯（チンタン） 奶湯（ナイタン）
中国風だし 家庭用鶏だし （手軽な手法） （骨頭湯）	水（仕上がり量の2倍）　　　1.2ℓ 鶏ガラ（仕上がり量の30％）200g 鶏手羽元（仕上がり量の20％）120g 長ねぎ（仕上がり量の4％）　25g しょうが（仕上がり量の1％）6g	鍋に全材料を入れ，中火で沸騰したら，アクをとり，40～60分間煮出し，静かにこす。	600mℓ 清湯 奶湯

※ブイヨンキューブを使用する場合，キューブ1個／水1ℓ

1－2 基礎調理

実習テーマ1 和風だしのとり方

目的：材料の相違とうま味特性を比較する

1) カツオ節と昆布のだしのとり方

〈材料・分量〉

〈方法〉

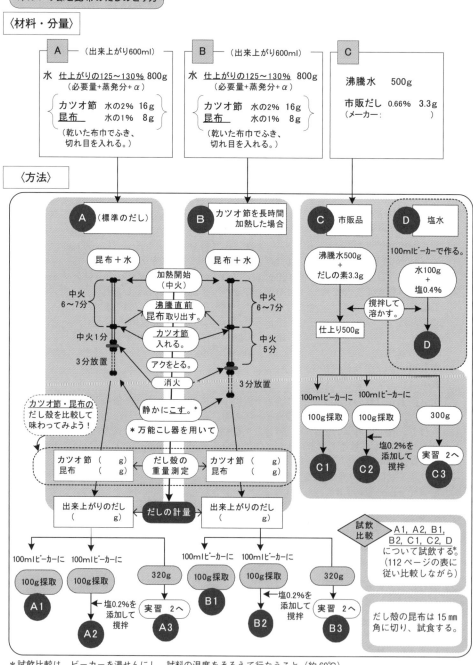

＊試飲比較は、ビーカーを湯せんにし、試料の温度をそろえて行なうこと（約60℃）。

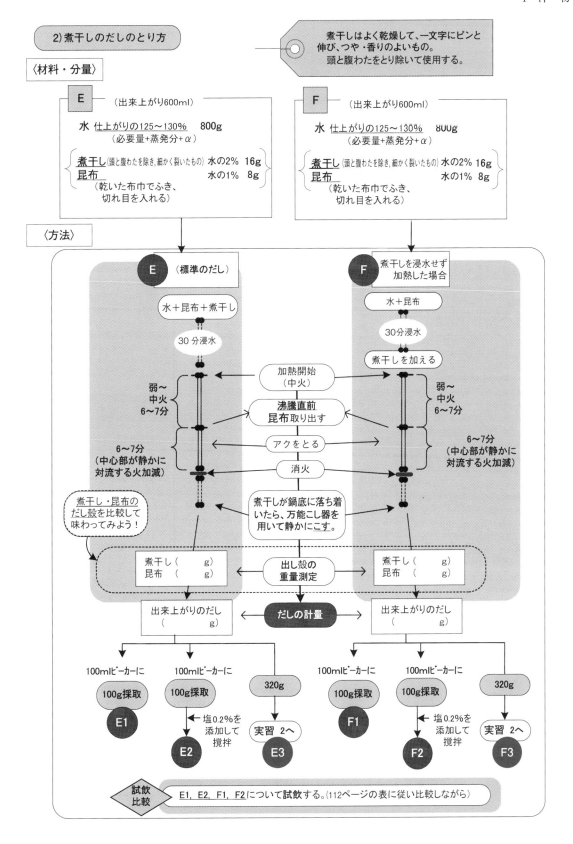

2)煮干しのだしのとり方

煮干しはよく乾燥して、一文字にピンと
伸び、つや・香りのよいもの。
頭と腹わたをとり除いて使用する。

〈材料・分量〉

E （出来上がり600ml）

水 仕上がりの125～130%　800g
（必要量+蒸発分+α）

煮干し（頭と腹わたを除き,細かく裂いたもの）水の2%　16g
昆布　　　　　　　　　　　　　　　　　水の1%　8g
（乾いた布巾でふき，
切れ目を入れる）

F （出来上がり600ml）

水 仕上がりの125～130%　800g
（必要量+蒸発分+α）

煮干し（頭と腹わたを除き,細かく裂いたもの）水の2%　16g
昆布　　　　　　　　　　　　　　　　　水の1%　8g
（乾いた布巾でふき，
切れ目を入れる）

〈方法〉

E （標準のだし）

水+昆布+煮干し

30分浸水

弱～中火
6～7分

加熱開始
（中火）

沸騰直前
昆布取り出す

アクをとる

消火

6～7分
（中心部が静かに
対流する火加減）

煮干し・昆布の
だし殻を比較して
味わってみよう！

煮干しが鍋底に落ち着
いたら、万能こし器を
用いて静かにこす。

F 煮干しを浸水せず
加熱した場合

水+昆布

30分浸水

煮干しを加える

弱～中火
6～7分

6～7分
（中心部が静かに
対流する火加減）

煮干し（　g）
昆布 （　g）

出し殻の
重量測定

煮干し（　g）
昆布 （　g）

出来上がりのだし
（　g）

だしの計量

出来上がりのだし
（　g）

100mlビーカーに
100g採取
E1

100mlビーカーに
100g採取
E2
← 塩0.2%を
添加して
撹拌

320g
実習 2へ
E3

100mlビーカーに
100g採取
F1

100mlビーカーに
100g採取
F2
← 塩0.2%を
添加して
撹拌

320g
実習 2へ
F3

試飲
比較　E1，E2，F1，F2 について試飲する。（112ページの表に従い比較しながら）

〈結果〉

		A	B	C	E	F
加熱前	水（g）					
	カツオ節（g）			だしの素 （　　g）		
	煮干し（g）					
	昆布（g）			—		
加熱後	カツオ節（g）			—		
	煮干し（g）					
	昆布（g）			—		
沸騰直前までの加熱時間（分秒）		′　″	′　″	—	′　″	′　″
昆布を出した後の加熱時間（分秒）		′　″	′　″	—	′　″	′　″
仕上がり重量（g）…イ				—		
イ／ 600×100（％）				—		
		A1	B1	C1	E1	F1
食味の特徴 （文章で表現する）	外観（色）					
	うま味					
	塩味					
	香り					
	生臭み					

		A2	B2	C2	D	E2	F2
食味の特徴	外観（色）						
	香り						
	生臭み						
	うま味						
	塩味						
	好ましい順位						

└──（A2，B2，C2，Dで順位）──┘　└（E2，F2で順位）┘

実習テーマ2　みその種類とみそ汁

目的 ： 塩分含量を考慮してみそ汁を仕上げ、みその種類による汁の外観・食味などの相違を理解する。

〈材料・分量〉

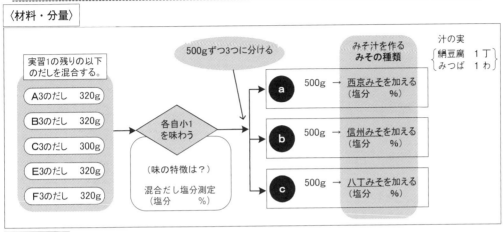

〈方法〉

汁は各々500mlのだしを用い、0.6％塩分の汁となるように作る

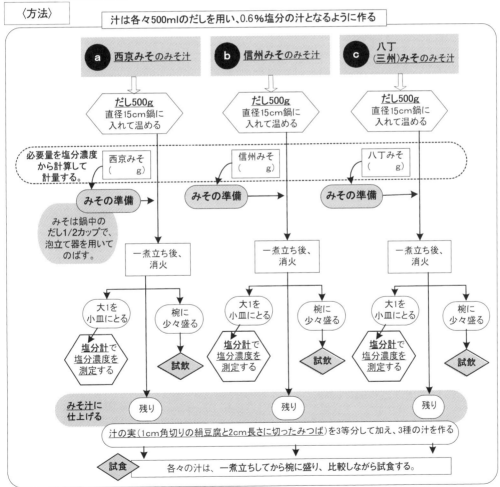

（備考：吸い口）水がらし・七味とうがらし・粉ざんしょうを適宜加え食す。趣のある味わいになる。

〈結果〉

		a	b	c
食味の特徴《みそ》(文章で表現する)	外観（状態）			
	外観（色）			
	香り			
	味			
食味の特徴《みそ汁》(文章で表現する)	香り			
	味			
	舌ざわり（なめらかさ）			
	好ましい順位			
みそ汁の塩分濃度（％）				

〈ポイント〉

＊カツオ節と昆布のだしの場合，なぜカツオ節は沸騰１分位の加熱が適当なのか。

＊風味調味料（市販だしの素）とうま味調味料の相違点は何か。

＊煮干しはなぜ頭と腹わたを除いて用いるのか。

＊煮干しはなぜ裂いてから水に入れて煮出すのか。

＊だしに食塩を加えると，うま味や塩味の感じ方に変化があるだろうか。また，その理由も考える。

＊だしA，C，Eはどのような調理に適するか。

●みそ汁の実，みそ，吸い口の例

　実は２～３種類取り合わせ，色・味・テクスチャーに変化をつけ，吸い口で季節感を出すとよい。

例：浮く実と沈む実（豆腐とわかめ），色が異なる実（じゃが芋とさやえんどう）

	材料	みそ	吸い口
通年	大根・玉ねぎ・キャベツ・もやし・ねぎ・じゃが芋・さつま芋・わかめ・豆腐・油揚げ・卵・麩	信州・仙台など	七味とうがらし・一味とうがらし・しょうが・ねぎ類
春	たけのこ・しいたけ・うど・ふき・さやえんどう・わかめ・ハマグリ・アサリ	合わせみそ甘口～辛口	木の芽・みつば・せり
夏	なす（焼き）・かぼちゃ・さやいんげん・シジミ	八丁（三州）などの辛口	粉山椒・溶きがらし（水がらし）・みょうが・青ゆず・青じそ
秋	かぶ・しいたけ・なめこ・里芋・アサリ	合わせみそ辛口～甘口	ゆず
冬	大根・白菜・青菜・ねぎ・シジミ	西京などの甘口	溶きがらし（落としがらし）・黄ゆず

1－3 応用献立

献立例1 ———————————

じゃが芋とわかめのみそ汁

親子丼

キャベツときゅうりの即席漬け

よもぎ団子

じゃが芋とわかめのみそ汁

(6人分)

だし	900㎖
じゃが芋	300g
わかめ（塩蔵）	30g
みそ（だしの0.6～0.8%塩分）	
七味とうがらし	

親子丼

(1人分)

白飯	150～200g
鶏胸肉（薄切り）	30～40g
酒	小1
しょうゆ（肉の0.8～1%塩分）	小⅓弱
玉ねぎ	30g
だし（具の50～70%）	大4～大6
みりん（具の3～6%糖分）	小2～大1
しょうゆ（具の1.5～2.5%塩分）	小2～大1
卵	1個50g
みつば	5g
焼きのり	⅛枚

キャベツときゅうりの即席漬け

(6人分)

キャベツ	300g
きゅうり	1本
塩（野菜の1.5%）	小1
しそ	10枚

よもぎ団子

(6人分)

上新粉	120g
熱湯	120㎖
白玉粉	15g
水	大1½
砂糖	大1½
よもぎ（ゆで）	30g
つぶあん	150g

献立例2 ———————————

菊菜飯／菊花豆腐汁

魚の鍋照り焼きとみょうがの甘酢漬け

いりどり

きゅうりもみ

水ようかん

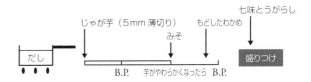

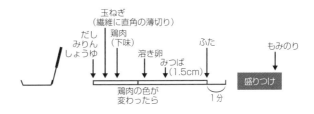

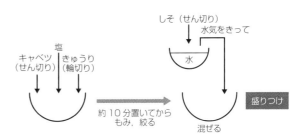

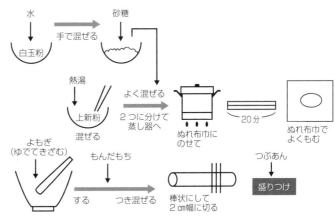

菊菜飯

（6人分）

精白米		400 g
水	（米の130%）	
酒		大1
湯		
塩（湯の0.5%塩分）		
春菊		20 g
酢（湯の3%）		
黄菊		40 g
塩（飯の0.2〜0.4%）		

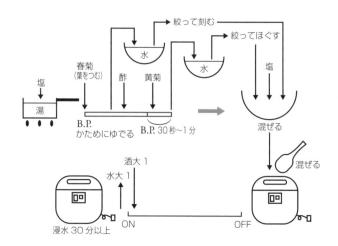

菊花豆腐汁

（6人分）

もめん豆腐	1丁
だし	900㎖
塩	
しょうゆ	（だしの0.6〜0.8%塩分）
ゆず	
▶だし	
水（900㎖＋蒸発分）	1.2ℓ
カツオ節（水の2%）	24 g
昆布（水の1%）	12 g
▶二番だし	
水（一番だしの水½量）	600㎖
だしがら	
二番だし	
塩（二番だしの0.6%）	

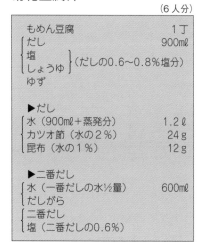

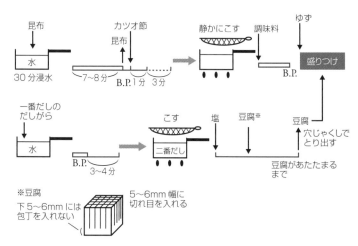

魚の鍋照り焼き

（6人分）

サケ	6切	g
塩（魚の0〜0.5%）		
片栗粉		
しょうゆ（魚の0.8〜1.2%塩分）		
みりん（しょうゆと同容量）		
酒（しょうゆと同容量）		
砂糖（しょうゆの⅓容量）		
油（魚の5%）		
▶みょうがの甘酢漬け		
みょうが		3個
酢		大2
砂糖		大1
塩		小½
水		大2

※サケはブリなどでもよい。

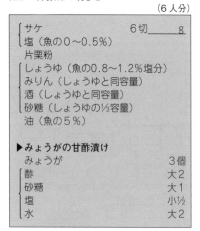

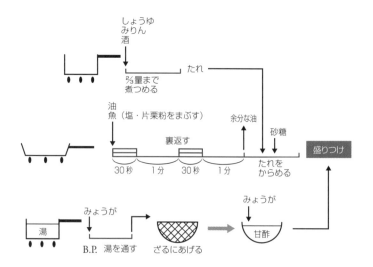

いりどり

(6人分)

A	鶏もも肉	150 g
	にんじん	100 g
	ごぼう	100 g
	れんこん	100 g
	干ししいたけ	6枚60 g
	こんにゃく	(⅔丁) 150 g

油（Aの3％）
だし（Aの50〜70％）　1½カップ〜
砂糖（Aの4〜5％）
塩
しょうゆ ｝（Aの1〜1.2％塩分）
さやえんどう　40 g

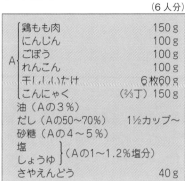
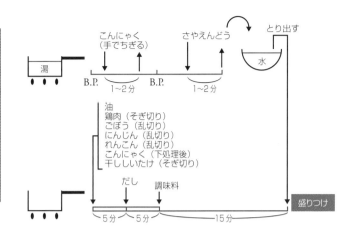

きゅうりもみ

(6人分)

きゅうり	(4本) _____ g
塩（きゅうりの1〜1.5％）	
青じそ	5枚
シラス干し	20 g

塩
うす口しょうゆ ｝（きゅうりの1％塩分）
酢（きゅうりの5％）
砂糖（きゅうりの1％）
だし（酢と同量）

塩：うす口しょうゆ＝1：2塩分重量比

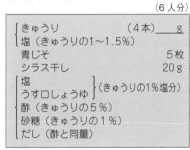
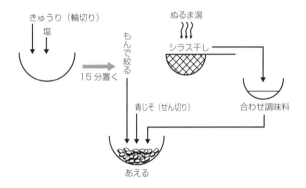

水ようかん（流し缶）

(仕上がり 500 g)

棒寒天（仕上がりの0.8％）　4 g
水　2カップ
砂糖（仕上がりの30〜40％）　150 g
塩（仕上がりの0.08％）
生あん（仕上がりの20〜30％）100〜150 g

水ようかん（カップ）

(仕上がり 600 g)

棒寒天（仕上がりの0.7％）　4 g
水　500 g
砂糖（仕上がりの20〜25％）120〜150 g
塩（仕上がりの0.08％）
生あん（仕上がりの25％）　150 g

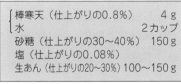
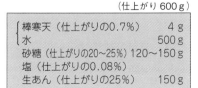
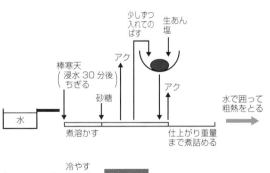

2 煮 物

2−1 煮物の特徴

落としぶた, 紙ぶたの効果　煮汁をじゃが芋重量の½とした場合。芋の上半分と下半分の吸塩率の差。

方　法	％
普通鍋	0.7
落としぶた	0.3
和紙ぶた	0.3
セロファンぶた	0.5

上半分と下半分の吸塩率の差が小さいほど均一に味がしみこむことを示す。(30分加熱)

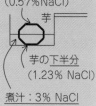

芋の上半分
(0.57％NaCl)
芋
芋の下半分
(1.23％ NaCl)

煮汁：3％ NaCl

調味のサシスセソ
味つけに際して①砂糖，②塩，③酢，④しょうゆ，⑤みその順に調味料を加えることが基本とされてきた。これは，拡散係数が小さく分子量の大きい①②の順に加えて味をなじませ，また特有の香気を揮散させないために③〜⑤を後で加えるというものである。

1) きんこ　ナマコを煮て干し，乾燥させた加工食品である。

(1) 加熱調理と調味料のかかわり

　加熱によって，動植物の食材の組織は半透性が失われ，調味料は拡散し，細胞内に浸透し，調味される。したがって，できたては食材の外側と内部では調味料の濃度差があり，時間経過とともに均一化する。作りおいたカレーやおでんは，味がなれておいしいといわれる一因である。

　煮汁に粘度があると食品の吸塩量は少ない。したがって，食品に調味料をしみ込ませたい場合は，ルウやでんぷんの添加は遅いほうがよい。煮汁の少ない煮物では，途中で煮汁をかける。また，落としぶたや紙ぶたをして，調味料の浸透の上下差を少なくする。芋類，かぶなどの煮くずれしやすいものや，短時間で火が通り，煮汁が少なくてよい鮮度のよい白身魚の煮物等がこれにあたる。

(2) 煮物とは

①食品の適度な煮熟と調味を同時に行なう調理法である。食品の適用範囲が広い。

②通常は100℃以下の煮汁の中で，食品を加熱するが，圧力鍋を使用すれば，110〜125℃になり，加熱時間は短縮できる。食味の変化がある。

③温度調節は容易だが，火力の調節は必要不可欠である。

④同時に何種類かの食品を加熱できるが，食材の種類によって煮くずれるものや軟化しにくい食材もある（切り方，下ゆで，煮る順序を考慮する）。

⑤複数の食材をとり合わす煮物では，単品では味わえぬ食味が形成される。

(3) 煮物の要点

①煮汁の量……少量，多量（材料の30〜50〜70〜100〜200％〜）。特に煮汁が少ないと，食品の上下で熱の伝わりや味の浸透に差が生じる。

②食材の下処理……下ゆで，切り方，サイズ，隠し包丁，面取りなど。

③調味料の種類，調味パーセントと調味時期（サシスセソの順に）……食品がどんな状態のときに，一度にあるいは，数回に分けて調味するかが煮物の要点。

・塩味……食塩，しょうゆとみそは香りを生かす。調味時期を考える。

・甘味……上白糖，みりん（醸造）。みりんは照り・光沢をつけるのに適する。多量の砂糖を一度に添加すると，食材から脱水が起こり，かたくなるので注意を要する。

・酸味……食酢や柑橘類の果汁。酢ははす等を白くしたり，歯ざわりをシャキッとさせたり，魚介類の生臭みを弱める。

・酒，牛乳，茶煎汁……酒は臭みをマスクしたり，食材を硬化（じゃが芋のミルク煮）したり，軟化（きんこ[1]を茶煎汁でもどし煮る）したりする。

④煮汁の温度と食材を加える時期と加熱時間

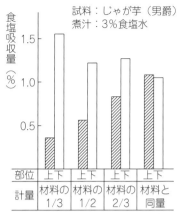

試料：じゃが芋（男爵）
煮汁：3％食塩水

図3-1　煮汁量の違いによる食塩の吸収量

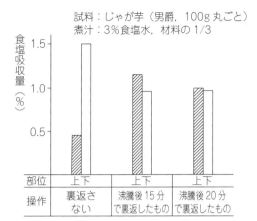

試料：じゃが芋（男爵，100g丸ごと）
煮汁：3％食塩水，材料の1/3

図3-2　材料裏返しの効果

（松元文子・板谷麗子ら「家政誌」12, p.391, 1961）

⑤火加減

・肉や魚類は，たんぱく質の熱凝固を早め，うま味を保持するために，煮汁が沸騰したら食材を加え，再沸騰するまで強火で行ない，以後は内部が静かに沸騰し続けるように火加減する。

・芋や根菜類は，だし汁とともに中火にかけ，再沸騰後は，内部が沸騰する状態の火力にすることが多い。

⑥煮汁の残し加減……味のしみ加減，煮汁の味加減による。

(4)　煮物の種類

　非常に多くの種類の煮物がある。火加減と煮加減をつかむ。

表3-6　煮物の種類

分類	種類	方法と例
煮方による分類	含め煮（含ませ煮）	材料が充分浸る程度の煮汁で加熱したのち，そのまま置き，味を含ませる。煮くずれしやすいものにも適す。栗，高野豆腐，芋類
	煮つけ	煮汁は材料とヒタヒタくらいで，煮上げたときに，煮汁が少し，あるいはわずかに残る。魚の煮つけ
	煮しめ	味をよくしみ込ませて仕上げる。根菜類，干ししいたけ
	いり煮	少量の煮汁でいりつけるように仕上げる。でんぶ，おから
	煮込み	たっぷりの煮汁で長時間煮る。おでん，カレー，シチュー
	煮浸し	青菜などは下ゆでしたのち，多めの煮汁で，うす味にさっと煮て，煮汁とともに供する。青菜，淡色野菜（きのこ類を含む）
調味料や風味つけの素材等による分類	しょうゆ煮（辛煮）	主として濃い口しょうゆで味をつける。卵，つくだ煮類用のり，小魚
	うま煮	甘，辛の両味をしっかりつけて，照りを出して仕上げる。肉，魚，野菜類
	甘煮	甘く仕上げる。さつま芋，栗
	酢煮	酢を加えて煮る。はす，青背の魚類
	みそ煮	みそ味で仕上げる。青背の魚類
	白煮	素材の白さを残すように仕上げる。はす，うど，長芋，イカ
	青煮	素材の緑色を残して仕上げる。いんげん，さやえんどう
	吉野煮（くず煮）	煮汁にくずでんぷんをからめて仕上げる。あるいは素材にくずをまぶして煮る。タイ，鶏肉，エビ，とうがん
	土佐煮（かか煮）	煮汁にカツオ節を加えて煮る。たけのこ，こんにゃく

煮物の鍋　煮物に適した鍋のサイズ，形，材質とそのとり扱い方に注意する。短時間で鍋内温度を上げたい場合は熱容量が小さく熱伝導率の高い鍋（アルミ，銅）およびホーロー鍋を用いる。煮込み料理のように，煮くずれや蒸発量が少なく，温度ムラが少ない方がよい場合は熱伝導率が高く，熱容量の大きな厚手のアルミ鍋，多層鍋（アルミ・ステンレス）等がよい。

『上田フサのおそうざい手ほどき』154～181ページ参照。

２－２　基礎調理

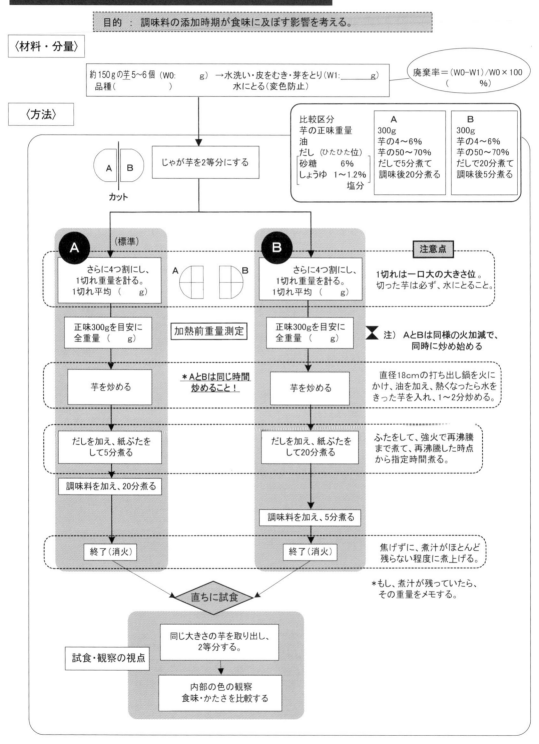

実習テーマ　1　じゃが芋の炒め煮（調味時期とその食味）

目的　：　調味料の添加時期が食味に及ぼす影響を考える。

〈材料・分量〉

約150ｇの芋5～6個（W0:　　　　ｇ）→水洗い・皮をむき・芽をとり（W1:　　　　ｇ）
品種（　　　　　）　　　　　　　　　水にとる（変色防止）

廃棄率＝（W0－W1）/W0×100
（　　　　%）

〈方法〉

比較区分	A	B
芋の正味重量	300g	300g
油	芋の4～6%	芋の4～6%
だし（ひたひた位）	芋の50～70%	芋の50～70%
砂糖　　　6%	だしで5分煮て	だしで20分煮て
しょうゆ　1～1.2%　塩分	調味後20分煮る	調味後5分煮る

Ａ Ｂ
カット

じゃが芋を2等分にする

A（標準）

さらに4つ割にし、
1切れ重量を計る。
1切れ平均（　　g）

正味300gを目安に
全重量（　　g）

芋を炒める

だしを加え、紙ぶたを
して5分煮る

調味料を加え、20分煮る

終了（消火）

B

さらに4つ割にし、
1切れ重量を計る。
1切れ平均（　　g）

正味300gを目安に
全重量（　　g）

芋を炒める

だしを加え、紙ぶたを
して20分煮る

調味料を加え、5分煮る

終了（消火）

A　　B

加熱前重量測定

＊AとBは同じ時間
炒めること！

注意点

1切れは一口大の大きさ位。
切った芋は必ず、水にとること。

注）AとBは同様の火加減で、
同時に炒め始める

直径18cmの打ち出し鍋を火に
かけ、油を加え、熱くなったら水を
きった芋を入れ、1～2分炒める。

ふたをして、強火で再沸騰
まで煮て、再沸騰した時点
から指定時間煮る。

焦げずに、煮汁がほとんど
残らない程度に煮上げる。

＊もし、煮汁が残っていたら、
その重量をメモする。

直ちに試食

試食・観察の視点

同じ大きさの芋を取り出し、
2等分する。

内部の色の観察
食味・かたさを比較する

〈結果〉

じゃが芋の品種と重量（g）		品種（　　　　　　　　　　　）（　　　）個（　　　）g	
廃棄率（％）			
		A	B
1切れの平均重量（g）			
途中で加えただしの重量（g）			
調味後加熱時間（分）			
総加熱時間（分）			
残った煮汁重量（g）			
内部の色			
煮くずれの程度			
食味の特徴 （文章で表現する）	味		
	かたさ		
	好み		

〈ポイント〉

＊じゃが芋は皮をむいた後，水にとる理由を考える。

＊じゃが芋の品種とその調理用途を考える。

＊煮くずれは，どんな場合に起こるのか。

＊煮物をするとき，食品の形をそろえて切るのはなぜか。

＊じゃが芋の炒め煮の適切な調味時期を考える。

実習テーマ 2　さやえんどうの青煮

目的 ： 緑色を活かす野菜の煮物の基礎。加熱時間と調味料などの添加が色や
　　　　歯ざわりに及ぼす影響を考え、これを基に料理へ展開（青煮を作る）する。

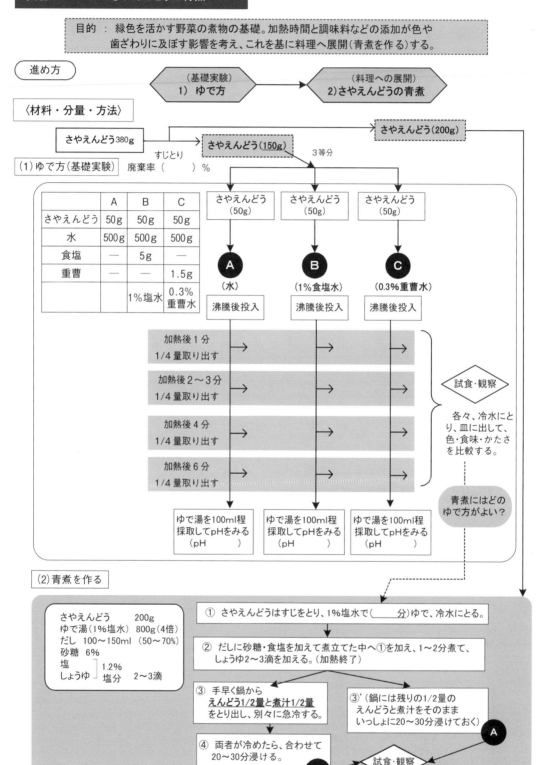

進め方

（基礎実験）
1) ゆで方

（料理への展開）
2)さやえんどうの青煮

〈材料・分量・方法〉

さやえんどう380g

すじとり
（1）ゆで方（基礎実験）　廃棄率（　　）%

さやえんどう(150g)

3等分

さやえんどう(200g)

	A	B	C
さやえんどう	50g	50g	50g
水	500g	500g	500g
食塩	—	5g	—
重曹	—	—	1.5g
		1%塩水	0.3%重曹水

さやえんどう（50g）
A（水）
沸騰後投入

さやえんどう（50g）
B（1%食塩水）
沸騰後投入

さやえんどう（50g）
C（0.3%重曹水）
沸騰後投入

加熱後1分
1/4量取り出す

加熱後2～3分
1/4量取り出す

加熱後4分
1/4量取り出す

加熱後6分
1/4量取り出す

試食・観察

各々、冷水にとり、皿に出して、色・食味・かたさを比較する。

ゆで湯を100ml程採取してpHをみる（pH　　　）

ゆで湯を100ml程採取してpHをみる（pH　　　）

ゆで湯を100ml程採取してpHをみる（pH　　　）

青煮にはどのゆで方がよい？

（2）青煮を作る

さやえんどう　　　　　200g
ゆで湯（1%塩水）800g（4倍）
だし　100～150ml　（50～70%）
砂糖　6%
塩 ⎱1.2%
しょうゆ ⎰塩分　2～3滴

① さやえんどうはすじをとり、1%塩水で（　　　分）ゆで、冷水にとる。

② だしに砂糖・食塩を加えて煮立てた中へ①を加え、1～2分煮て、しょうゆ2～3滴を加える。（加熱終了）

③ 手早く鍋から
えんどう1/2量と煮汁1/2量
をとり出し、別々に急冷する。

③'（鍋には残りの1/2量の
えんどうと煮汁をそのまま
いっしょに20～30分浸けておく）
A

④ 両者が冷めたら、合わせて
20～30分浸ける。
B

（標準的な煮方）

試食・観察

色・食味・かたさを比較する。

〈結果〉

(1) ゆで方

加熱時間（分）	A			B			C		
	水			1％食塩水			0.3%重曹水		
	色	かたさ	味	色	かたさ	味	色	かたさ	味
1分									
2〜3分									
4分									
6分									
ゆで汁pH									

〈ポイント〉

＊ゆで方の差異と時間変化の差異を比較し，さやえんどうの青煮に適するゆで方を考える。

＊ゆで汁の添加物によって色，かたさが異なる理由を考える。

(2) 青煮

さやえんどうは1％食塩水で（　　　　分）ゆで，水にとり冷ましたものを使用。

		A	B（標準）
煮汁に浸けた時間		分	分
食味の特徴	外観（色）		
	味		
	やわらかさ		

〈ポイント〉

＊大量のさやえんどうを色よく煮上げるには，どちらの手法が適切か考える。

＊なぜ，Bの方法は，別々に急冷したのち煮汁に浸けるのか考える。

2-3 応用献立

献立例1

白飯／すまし汁またはハマグリの潮汁
アジの梅煮
きゅうりとみょうがの酢の物

献立例2

フランスパンまたはアサリのピラフ
スープジュリエンヌまたはミネストローネスー
プまたはにんじんスープ／鶏肉のクリーム煮
レタスのサラダまたはブロッコリーのサラダ
(☞82ページ)／りんごのコンポート

すまし汁

（6人分）

だし	900㎖
塩 }（だしの0.6%塩分）	小½
しょうゆ	小2
庄内麩	⅓枚
生しいたけ	2枚
みつば	10g

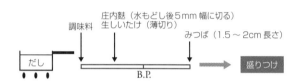

ハマグリの潮汁

（6人分）

ハマグリ	中18個
水	1ℓ
昆布	10g
酒	大2
塩（水の0.5%）	
しょうゆ	2〜3滴
みつば	

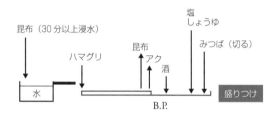

アジの梅煮

（6人分）

アジ（1尾100g位）	6尾600g
→	g
水 }（アジの70%）	
酒	
砂糖（アジの3%）	
しょうゆ（アジの1.5〜2%塩分）	
わかめ（塩蔵）	30g
しょうが薄切り	3〜4枚
梅干し	1個

※魚の下処理は24ページ参照。

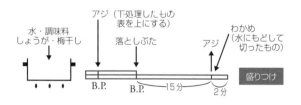

きゅうりとみょうがの酢の物

（6人分）

きゅうり	300g
塩（きゅうりの1%）	
みょうが	30g
シラス干し	20g
酢（材料の8%）	
砂糖（材料の1%）	
塩 }（材料の0.8%塩分）	
しょうゆ	
だし（酢と同量）	

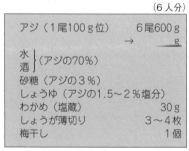

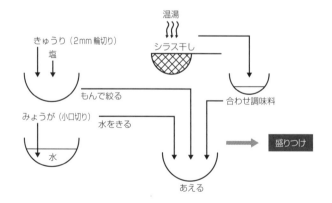

アサリのピラフ

	(6人分)
精白米	400g
水 アサリの汁 }（米の130%）	
ブイヨンキューブ	½個
玉ねぎ	80g
バター（玉ねぎの5%）	4g
アサリ水煮（缶）	70g
青ねぎ	4本

※電子レンジで玉ねぎを加熱する場合,
ラップなしで600W/2分。

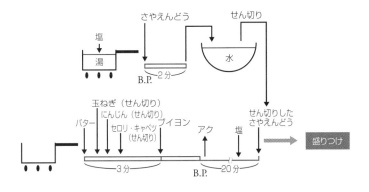

スープジュリエンヌ

	(6人分)
玉ねぎ	120g
にんじん	40g
キャベツ	90g
セロリ	20g
さやえんどう	10g
ブイヨン	1ℓ
バター（野菜の5%）	15g
塩（ブイヨンの0.2〜0.5%）	

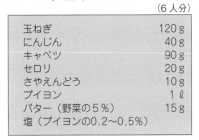

ミネストローネスープ

	(6人分)
玉ねぎ	100g
にんじん	50g
セロリ	50g
トマト（完熟または缶）	100g
じゃが芋	150g
かぶ	100g
ベーコン（5mm厚さ）	30g
オリーブオイル	大2
にんにく	1かけ
ブイヨン（水+キューブ1個）6カップ	
パスタ	30g
塩（スープの0.2〜0.5%）	
こしょう	
パセリ（みじん切り）	

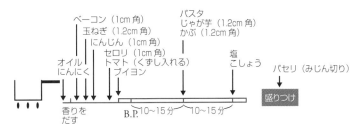

にんじんスープ

	(6人分)
にんじん	240g
玉ねぎ	80g
米	大2
油 }（にんじんと	大1弱
バター } 玉ねぎの6%）	8g
牛乳	200mℓ
ブイヨン	800mℓ
塩（仕上がりの0.2〜0.5%）	
生クリーム	100mℓ
クルトン	

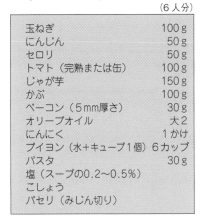

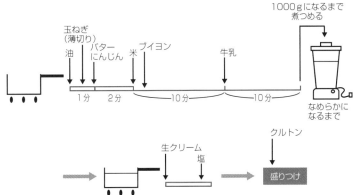

鶏肉のクリーム煮

(6人分)

鶏もも肉（骨つき）	3本	600 g
塩（肉の0.6％）		
こしょう		少々
バター（肉の4％）		24 g
玉ねぎ		120 g
にんじん		60 g
マッシュルーム		12個
白ワイン		100㎖
ブイヨン		100㎖
塩		
こしょう		少々
生クリーム		100㎖
ブロッコリー		200 g

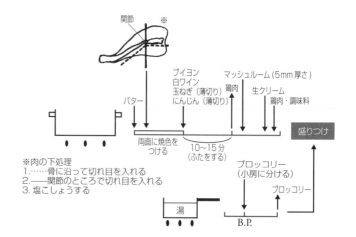

※肉の下処理
1.……骨に沿って切れ目を入れる
2.──関節のところで切れ目を入れる
3.塩こしょうする

レタスのサラダ

(6人分)

サニーレタス	60 g
ロメインレタス	60 g
トレビス	30 g
チコリ	60 g
ルッコラ（ロケットサラダ）	30 g
▶ビネグレットソース（野菜の20～25％）	
ワインビネガー	20㎖
塩（液体の2～4％）	
こしょう	少々
オリーブオイル	40㎖

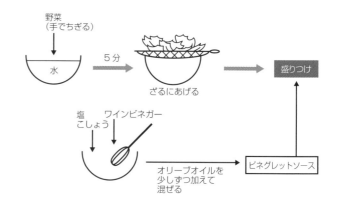

りんごのコンポート

(6人分)

りんご	中3個
水	400㎖
砂糖（水の25％）	100 g
レモン薄切り	2～3枚
りんごのシロップ	200㎖
水	
コーンスターチ	
（りんごのシロップと水の5％）	10 g
卵黄	1個
生クリーム	30㎖
グランマニエ	小1½
カラメル	
加熱終点　180～200℃	

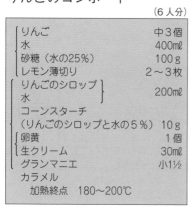

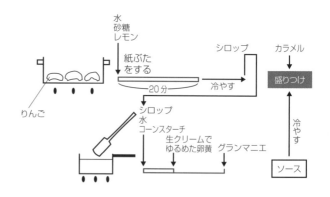

3　蒸し物

3−1　蒸し物の特徴

(1) 蒸すとは

　"蒸す"という調理法は，蒸し器内の100℃の水蒸気で，食品を包むように加熱して仕上げる調理である。水蒸気が食材に触れて水に変わる際に放出する2300J/gの熱（凝縮熱）を利用する（1cal＝4.18J）。水蒸気は水に比べ，比熱，熱伝導率も小さいので，煮物や揚げ物に比べ，おだやかな加熱法である。また，他の加熱法に比べ，静置加熱で食品を動かす必要がない。成形したもの（すり身），膨化させるもの（茶まんじゅう，蒸しカステラ），容器や型に入れた液状のもの（茶わん蒸し，小田巻き蒸し）や，食材そのまま（白身魚，芋，なす，淡色野菜類等）の状態で調理できる特徴がある。

(2) 蒸し物の要点

1) 蒸し湯の分量

①目安は蒸し板までの高さの2/3くらいがよい。

②湯が多い場合……沸騰したとき，蒸す材料に湯があたり水っぽい状態になる。

③湯が少なすぎる，弱火すぎる場合……蒸気の上がりが少なく，よく蒸せない。

④長時間蒸し……途中で振り水（打ち水）をする（図3-3）。湯を多く入れる工夫を。

⑤蒸し湯を補う場合は，熱湯を入れる。

2) 火加減

①強火で蒸すもの（100℃）……赤飯，芋，シュウマイ，白切鶏^{パイチェチー}（蒸し鶏）等。でんぷんの糊化，たんぱく質の凝固によりうま味が保持できる。鶏肉を同じ条件で蒸す場合，骨なしに比べ，骨つきで蒸したほうが緩慢に加熱され，やわらかく，多汁性に富む食感になる（図3-4）。

②火力調節が必要なもの（100℃から85〜90℃へ）……茶わん蒸し，白身魚や

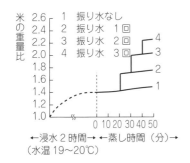

図3-3　蒸しもち米の振り水回数と飯のかたさ
（松元文子・吉松藤子編著『三訂調理実験』p.14，柴田書店，1988から作図）

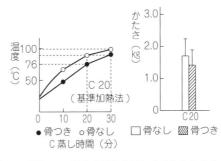

図3-4　鶏肉の骨の有無と肉のやわらかさ
（韓順子ら「家政誌」40，p.1057，1989から作図）

サケの蒸し物，茶まんじゅう等。すだち防止，なめらかに，表面をかため，ふっくらきれいに仕上がる。

③弱火で長時間蒸すもの……中国風に扱う各種肉塊，汁物，ちり蒸し等。ふっくら・やわらかに，汁は澄み，くどくない味になる。

3）蒸し物に使う器具の選択

①金属製蒸し器……茶わん蒸し，魚の酒蒸し，白身魚やサケ等の蒸し物等

②和せいろ……赤飯，まんじゅう等

③中華せいろ（中華鍋の上に）……卵や魚の蒸し物，中華まんじゅう等

④オーブン……カスタードプディング（型の1/3の湯を入れ蒸し焼きに）

⑤電子レンジ……ささ身の酒蒸し，赤飯等

⑥ふたつき鍋に直接蒸す容器ごと入れ，湯を加えて加熱する方法（地獄蒸しという）……茶わん蒸し，小田巻き蒸し等

（3）卵の蒸し物の希釈度

型から出して供するものは，保形性が必要なので，卵濃度を高くする。

表3-7　卵の蒸し物の希釈度

	容量比	卵濃度	調理例
卵1	牛乳3〜4	20〜25%	カスタードプディング
卵1	だし4	20%	茶わん蒸し
卵1	だし3	25%	小田巻き蒸し，カキ豆腐
卵1	だし2	33.3%	すくい豆腐
卵1	だし1〜1.5	40〜50%	卵豆腐

（4）蒸し物の栄養価の変化

他の加熱法とのかかわりから比較する。

①青魚の加熱調理に伴うEPA，DHA含量の変化……概して，湿熱加熱のほうが，全体の脂肪の減りが少なく，不飽和脂肪酸の残存量が多い傾向がみられる（図3-5，脂肪酸総量100 gあたりの含量変化を示す）。

②じゃが芋の調理法と総ビタミンCの残存率（表3-8）。

> **EPA**　エイコサペンタエン酸（C20-5），n-3系高度不飽和脂肪酸。
> **DHA**　ドコサヘキサエン酸（C22-6），n-3系高度不飽和脂肪酸。

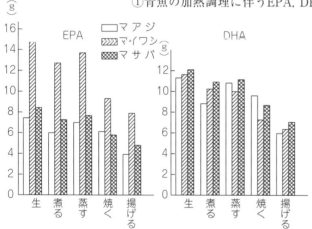

図3-5　青魚の加熱調理に伴うEPA，DHA含量の変化
（浅川具美：「食生活研究」6，p.3, 29，1985から作図）

> 『上田フサのおそうざい手ほどき』142〜151ページ参照。

表3-8　じゃが芋の調理法と総ビタミンCの残存率（%）

生	水煮	蒸し加熱	150℃天火加熱	電子レンジ加熱
0分	10分	15分	20分	80秒
19.2mg（100）	8.9mg（46）	14.5mg（76）	14.4mg（75）	16.0mg（83）

（大羽和子「家政誌」39，p.1054，1988から作表）

3-2　基礎調理

実習テーマ1　希釈卵液の加熱：卵豆腐に適する卵濃度は？（卵豆腐や茶わん蒸しの基礎）

目的:希釈卵液の調理性について、希釈度・調味料の影響を、かたさや食味において考える。

〈材料・分量〉

	A	B	C	D	E
卵	24g	30g	40g	60g	24g
だ　し	96g	90g	80g	60g	―
水	―	―	―	―	96g
食　塩	卵+だし（水）の0.5%	卵+だし（水）の0.5%	卵+だし（水）の0.5%	卵+だし（水）の0.5%	―
しょうゆ	2滴	2滴	2滴	2滴	2滴
卵濃度（%）	20	25	33.3	50	20
容量比	卵 : だし 1 : 4	卵 : だし 1 : 3	卵 : だし 1 : 2	卵 : だし 1 : 1	卵 : 水 1 : 4
比較のポイント	基準	希釈の割合	希釈の割合	希釈の割合	食塩の影響

<　準備　>

卵

卵（M4個）を割りほぐし、200g以上あることを確認してから、万能こし器でこし計量。

蒸し器

ふたの取っ手部分を外し（穴に 100℃温度計をさせるように）、蒸し器に5カップの水を入れておく。

取っ手部分はネジ式のため簡単に、はずれる。

水5カップ

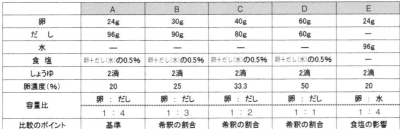

〈方法〉

A～E全て同じ要領で行う

加熱前 → パイレックスグラスの計量 → だし（Eは水）を計り入れる → 調味料を入れ、撹拌溶解させる → 卵を入れ、泡立たせないように静かに混ぜる

卵液温度（　　　℃）

100℃温度計（中の蒸し板に垂直に接するように配置する）

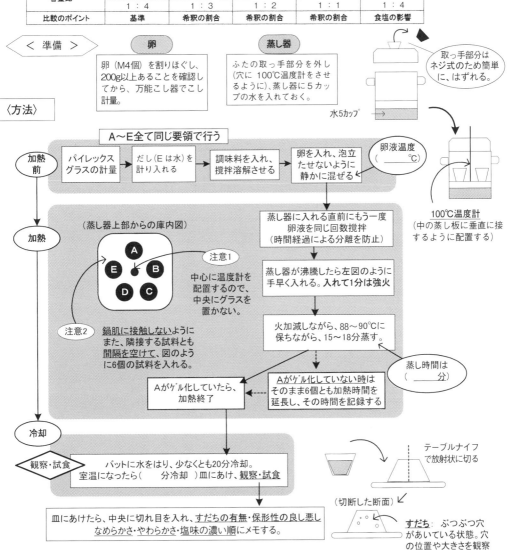

加熱

（蒸し器上部からの庫内図）

E A B
D C

注意1　中心に温度計を配置するので、中央にグラスを置かない。

注意2　鍋肌に接触しないようにまた、隣接する試料とも間隔を空けて、図のように6個の試料を入れる。

蒸し器に入れる直前にもう一度卵液を同じ回数撹拌（時間経過による分離を防止）

蒸し器が沸騰したら左図のように手早く入れる。入れて1分は強火

火加減しながら、88～90℃に保ちながら、15～18分蒸す。

蒸し時間は（　　　分）

Aがゲル化していない時はそのまま6個とも加熱時間を延長し、その時間を記録する

Aがゲル化していたら、加熱終了

冷却

観察・試食　バットに水をはり、少なくとも20分冷却。室温になったら（　　分冷却　）皿にあけ、観察・試食

テーブルナイフで放射状に切る

（切断した断面）

すだち：ぶつぶつ穴があいている状態。穴の位置や大きさを観察

皿にあけたら、中央に切れ目を入れ、すだちの有無・保形性の良し悪しなめらかさ・やわらかさ・塩味の濃い順にメモする。

〈結果〉

水量（　　）カップ
蒸す直前：Aの卵液温度（　　）℃
強火（　　）分　　　　　　　　　※だしの塩分（　　　　　　）％）
温度88〜90℃を保ち，（　　）分蒸した
水冷（　　）分

・それぞれ食し，よく味わって順位をつける。（差がないものは△をつける）

	A	E
保形性のよい順		
やわらかい順		
塩からい順		

・それぞれ食し，よく味わって順位をつける。（差がないものは△をつける）

	A	B	C	D
すだちの多い順				
保形性のよい順				
やわらかい順				
なめらかな順				

〈ポイント〉

＊茶わん蒸しは，どのくらいの希釈度か考える。

＊卵豆腐は，どのくらいの希釈度か考える。

＊塩分をすべてしょうゆにするとどうなるか。

＊ふたの間に乾いた布巾をかませることがある。どのような意味があるのか考える。

＊使用した蒸し器のむし板の穴は，中央集中型か分散型か。

実習テーマ2 蒸し魚

目的 :切り身魚の蒸し物における蒸し開始時の温度の相違が食味に及ぼす影響を知る。

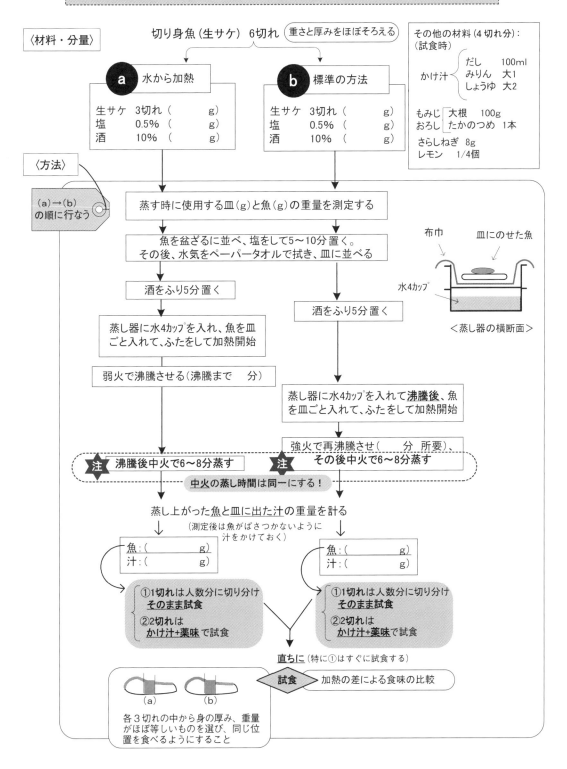

〈材料・分量〉

切り身魚(生サケ) 6切れ (重さと厚みをほぼそろえる)

その他の材料(4切れ分):
(試食時)

かけ汁 { だし 100ml / みりん 大1 / しょうゆ 大2

a 水から加熱

生サケ 3切れ (g)
塩 0.5% (g)
酒 10% (g)

b 標準の方法

生サケ 3切れ (g)
塩 0.5% (g)
酒 10% (g)

もみじ おろし { 大根 100g / たかのつめ 1本
さらしねぎ 8g
レモン 1/4個

〈方法〉

(a)→(b) の順に行なう

蒸す時に使用する皿(g)と魚(g)の重量を測定する

魚を盆ざるに並べ、塩をして5〜10分置く。
その後、水気をペーパータオルで拭き、皿に並べる

酒をふり5分置く

蒸し器に水4カップを入れ、魚を皿ごと入れて、ふたをして加熱開始

弱火で沸騰させる(沸騰まで 分)

注 沸騰後中火で6〜8分蒸す

酒をふり5分置く

蒸し器に水4カップを入れて**沸騰後**、魚を皿ごと入れて、ふたをして加熱開始

強火で再沸騰させ(分 所要)、その後中火で6〜8分蒸す

注

布巾   皿にのせた魚

水4カップ

〈蒸し器の横断面〉

中火の蒸し時間は同一にする!

蒸し上がった魚と皿に出た汁の重量を計る

(測定後は魚がばさつかないように汁をかけておく)

魚:(g)
汁:(g)

魚:(g)
汁:(g)

①1切れは人数分に切り分け
そのまま試食

②2切れは
かけ汁+薬味で試食

①1切れは人数分に切り分け
そのまま試食

②2切れは
かけ汁+薬味で試食

直ちに(特に①はすぐに試食する)

試食 (加熱の差による食味の比較)

(a)   (b)

各3切れの中から身の厚み、重量がほぼ等しいものを選び、同じ位置を食べるようにすること

〈結果〉

	a			b		
生3切れの重量（g）…イ	（　　g）	（　　g）	（　　g）	（　　g）	（　　g）	（　　g）
沸騰に至る時間（分，秒）				再沸騰に至る時間		
中火加熱時間（分，秒）						
総蒸し加熱時間（分，秒）						
加熱後3切れの重量（g）…ロ	（　　g）	（　　g）	（　　g）	（　　g）	（　　g）	（　　g）
加熱後平均重量（g）						
皿に出た汁の量（g）						
重量減少率（%）（イ－ロ）／イ×100	（　　%）	（　　%）	（　　%）	（　　%）	（　　%）	（　　%）
食味の特徴《①そのまま》（文章で表現する）／生臭さ						
身のしまり加減						
ぱさつき						
うま味						
食味の特徴《②かけ汁＋薬味》（文章で表現する）／生臭さ						
身のしまり加減						
味						
「好ましい」人数（人）			人			人

〈ポイント〉

＊魚における食塩，酒の役割を考える。

＊魚肉類を蒸すとき，沸騰しているところへ入れるのはなぜか。

3-3 応用献立

献立例1 ───────

パン／キャベツのスープ

ハンバーグステーキ（ブロッコリー添え）

蒸しなすのサラダ

献立例2 ───────

赤飯／茶わん蒸し

魚の包み焼き

かぶと菊菜の煮物

おろしあえ

キャベツのスープ

	(6人分)
キャベツ	200g
玉ねぎ	100g
バター（玉ねぎの5%）	5g
ベーコン	2枚
ブイヨン	1ℓ
塩（ブイヨンの0.2〜0.5%）	
こしょう	少々
パセリ	少々

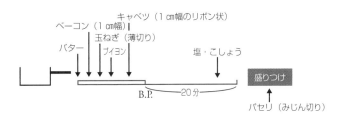

ハンバーグステーキ

	(6人分)
ひき肉（牛または合いびき）	500g
玉ねぎ（肉の30%）	150g
油（玉ねぎの4%）	大½
生パン粉（肉の10%）	50g
卵（肉の10%）	1個
塩（肉の0.5〜0.8%）	
こしょう	少々
ナツメグ	少々
油（材料の3〜4%）	大2⅓
ソース※	
ブロッコリー	180g
塩（湯の1%）	
にんじんのグラッセ※	200g

※ソースは45ページ参照。
※にんじんのグラッセは83ページ参照。

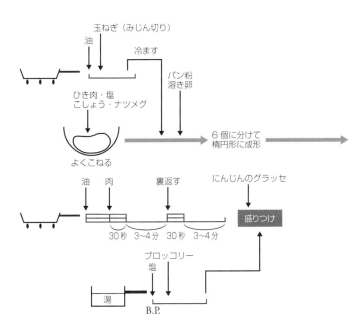

蒸しなすのサラダ

	(6人分)
なす	6本___g
▶ビネグレットソース（なすの15〜20%）	
酢	大4
塩（液体の2%）	小½
こしょう	少々
油	大4
トマト（湯むきしたもの）	¼個分
パセリ	少々

※蒸し器でなすを蒸す場合は，20分蒸す。

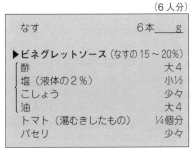

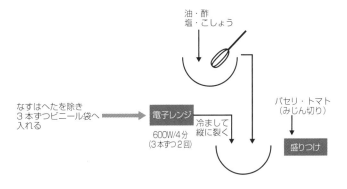

茶わん蒸し

（6 人分）

卵	3個150㎖
だし	600㎖
塩	（卵とだしの0.3〜0.6％塩分）
しょうゆ	
鶏のささ身	1本　　　　ｇ
しょうゆ（肉の0.5％塩分）	
酒	小1
シバエビ	12尾
塩（エビの0.5％）	
酒	小1
かまぼこ	⅓本
しめじ	½パック
ぎんなん	12個
みつば	10ｇ

卵：だし＝ 1：4容量比
塩：しょうゆ＝ 4：1塩分比

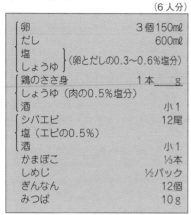

赤飯

（6 人分）

もち米	500ｇ
ささげの煮汁	（もち米の100〜110％）
水	
ささげ（もち米の10〜15％）50ｇ→	ｇ
ごま塩	

| 炊き上がり重量 | ｇ |
| 炊き上がり倍率 | 倍 |

※計算方法は16ページ参照。

赤飯（電子レンジ法）

（4 人分）

もち米	320ｇ
水	（もち米の100％）320ｇ
ささげの煮汁	
ささげ（もち米の10〜15％）40ｇ→	ｇ
ごま塩	

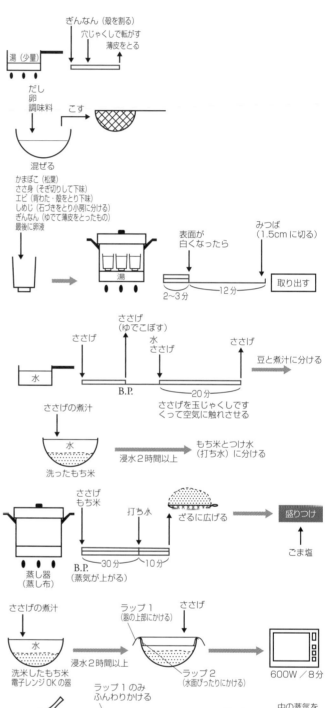

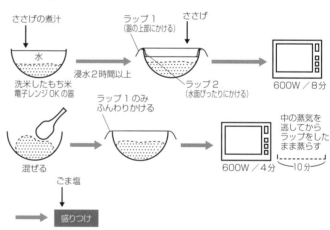

赤飯（電気炊飯器法）

（4人分）

もち米	320 g
うるち米	80 g
水	（米の100%）400 g
ささげの煮汁	
ささげ（もち米の10〜15%）40 g → ___ g	
ごま塩	

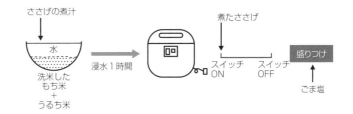

魚の包み焼き

（6人分）

キンメダイ	70 g×6切
塩（魚の0.5〜1%）	
生しいたけ	3枚
ぎんなん	12個
さつま芋	5 cm
にんじん	5 cm
酒	小1×6
かぼす	1個
アルミホイル	6枚
サラダ油	

※キンメダイは，サワラ，サケ，タラなど
でもよい。

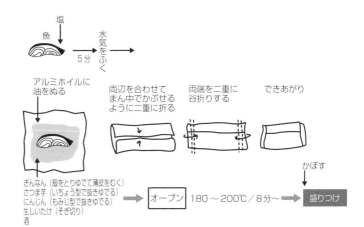

かぶと菊菜の煮物

（6人分）

かぶ	6個
だし（かぶの100%）	
みりん（かぶの1.5%糖分）	
塩	
しょうゆ	（かぶの1.5%塩分）
酒	大2
菊菜	120 g
ゆず	

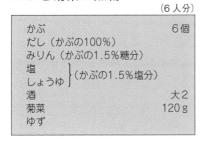

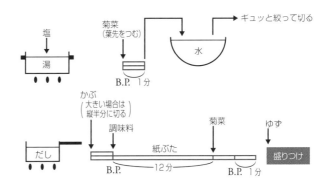

おろしあえ

（6人分）

鶏のささ身	___本120 g
塩（肉の0.5%）	
酒（肉の5%）	
きゅうり	2本 ___ g
塩（きゅうりの0.5〜1%）	
大根おろし	300 g
かぼす1個＋酢	
（大根おろしに対して8%）	
砂糖（大根おろしに対して2%）	
塩（大根おろしに対して1%）	

※ささ身を電子レンジで加熱する場合には，
器にラップをかけ，600Wで2〜3分。

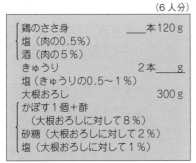

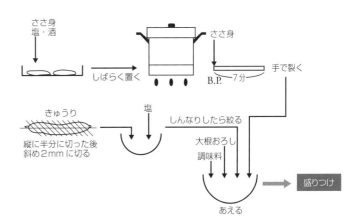

4　焼き物

4－1　焼き物の特徴

　日本料理の献立では，魚の焼き物が主役であった。鮮度のよい魚を直火で焼いた味は，魚そのものをおいしく味わうことができる調理法である。また，焼いた肉の香ばしい風味と濃いうま味は，他の調理法に変えがたいおいしさがある。最近の嗜好は煙の出る直火焼きより，"油で焼く"，"オーブンで焼く"に移っているが，種々の食材の焼き物を，新たな視点でみてみよう。

（1）焼くとは

　"焼く"という加熱法は，食品を150〜250℃という高温で加熱するため，食品表面での脱水とそれに伴う味の濃縮が起こり，表面の焦げとその風味がおいしさを作る。これは，湿熱加熱法との大きな相違点である。食材への熱の移動には，放射（熱源からの放射熱），対流（熱源からの空気の対流，オーブン加熱），伝導（熱した鍋などから）のすべてが関与する加熱法である。

（2）魚の直火焼きの要点

1）下味と焼く操作

　下味をして焼くことにより新しいおいしさが作られる。

①塩，みそ，しょうゆは味の基本であり，食味，テクスチャーに関与する。

　図3-6は脂肪含量の異なる魚類に2％の振り塩をして，時間経過に伴う吸塩量をみたものであり，脂肪が多いものや皮側から加えた食塩は浸透しにくいことを示している。

　・塩焼きは鮮度のよい魚では，魚の持ち味が明確に出る。

　・塩をすると，余分な水分と生臭味が抜け，ふっくら焼ける。

②酒，みりんは魚のくせを消し，風味を作る。

③砂糖，みりんはつや出し，焦げの風味，芳香を作る。

吸塩量　魚肉に対する吸収食塩量。
吸塩率　振り塩量に対する吸塩量の割合。

魚の表　盛りつける時，上になるほうをさす。1尾魚なら頭が左，尾が右，腹側を下にする。

2）焼き方のポイント

　焼く前に皮目に切れ目を入れ，表から焼くのが原則である。

①焼き方

　・焼き網で焼く……現在出回っているセラミックタイプの焼き網は，材料をのせる前に網を充分熱しておくことが大切である。近ごろは，そのセラミックから4

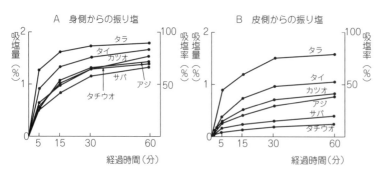

図3-6　吸塩量の経時変化
（上柳富美子「調理科学」20，p.206，1987から作図）

～5cm上に金網があり，遠火の強火が得やすいタイプもある。

・串打ちした魚を鉄弓を用いて焼く……網を充分熱してから，火加減しながら，串を持って焼き加減を調節する。

・フィッシュグリル……予熱する（事前に温める）。上火だけなら下身から焼く。

②火力（遠火の強火）……表面を急速に加熱変性させ，焼き色，風味をつけ，うま味を保つ。

・強火で加減……素焼き，塩焼き，油焼き，エビ，イカ，貝類。

・火力を加減しながら……幽庵焼き，みそつけ焼き，照り焼きなど。

・弱火がよい……干物（水分が少なく，焦げやすいので）。

③表四分に裏六分に焼く。……まず表を焼き，きれいな焼き色をつけ，皮つきならパリッとしたところで裏返す（魚のたんぱく質が熱凝固したころ）。

④焼き加減……全体で「九分では足らず，十分では過ぎ」（生焼き，焼き過ぎに注意）。

3）盛りつけ（示範をよく見る）

"美しさを生かす"を原則にする。

①姿の魚（アジ，キス，アユ等）……頭が左手，腹を手前に置く。

②切り身　・左右の幅が違う魚（サケ，ブリ等）……背側の厚みのあるほうが左。

　　　　　・一部皮つき（タイ等）……皮目を向こう側に。

　　　　　・開いた魚（ウナギ，アナゴ等）……身側を表に。

(3) 肉類を焼く場合の要点

1）下ごしらえ，下味

①肉は繊維に対して直角に切るのが原則。筋切りは肉と脂肪の間の随所に，包丁の刃先で切れ目を入れる。かたい肉は適宜伸ばすようにたたく。あるいはサラダ油と香味野菜に2時間以上漬ける（マリネ）場合もある。ひき肉にする。

②しょうゆ味か塩味かを決める。酒，香味野菜，香辛料は適宜。薄切り，切り身は約10分，塊肉，骨つき塊肉は30分を目安に。

2）焼き方

薄切りは強火短時間で，厚切りは強火で焼き色をつけ，弱火で火を通し，裏返す場合も同様の火加減で。牛赤身肉はレア可。焼きすぎない。豚，鶏肉はしっかり焼くが，焼きすぎない。

(4) 卵を焼く場合の要点

①新鮮卵を使う。　②室温にもどす（オムレツ，目玉焼きで重要）。

③焼く直前に割卵，調味。　④泡立てずによくほぐす（薄焼き卵，厚焼き卵）。

⑤厚手の熱容量の大きい，よくなれた器具がよい。……銅・鉄製鍋を使い，火加減に注意する（厚焼き卵，芙蓉蟹（フーヨーハイ），目玉焼き，オムレツ等）。

⑥全卵は80℃で熱凝固する。だしなどで薄めると固まりにくくなる。

(5) 焼き物の種類

食材はかわっても，焼き方には共通の要領がある。

加熱によるたんぱく質の変化　魚は身がやわらかいので，加熱初期は触れない。動かさない。

①魚は基質たんぱく質が肉の約1/10である。

②筋肉は筋隔構造をなしている。

③肉基質たんぱく質は35～40℃で変性し始める。

④40～45℃で筋原線維たんぱく質は凝固し，肉基質たんぱく質は弱化する。

⑤60℃以上で，筋形質たんぱく質が凝固し，かたさが出てくる。

牛肉の焼き加減

Rare：55～65℃，内面は鮮赤色，肉汁が多い。

Medium：65～70℃，内面はバラ色，肉汁は少ない。

Well-done：70～80℃，内面は褐色，肉汁は出ない。表面は灰褐色，焦げあり。

『上田フサのおそうざい手ほどき』114～127ページ参照。

4−2 基礎調理

実習テーマ1 幽庵焼き（つけ焼き）における直火焼きと間接焼きの比較

目的 ： 直火焼き（網焼き・鉄弓）と間接焼き（オーブン焼き・フライパン焼き）において、焼き上がりの食味や口触りなど比較し、加熱様式が焼き魚の仕上がりに及ぼす影響を理解する。

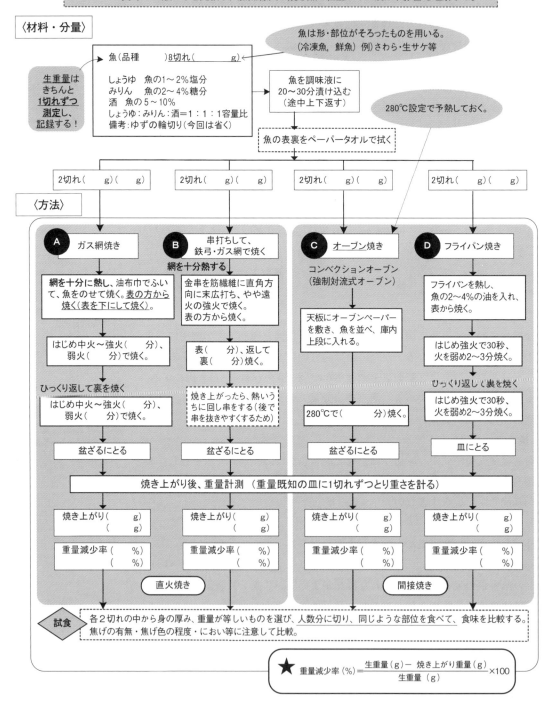

〈材料・分量〉

魚は形・部位がそろったものを用いる。
（冷凍魚，鮮魚）例）さわら・生サケ等

魚（品種　　　）8切れ（　　　g）

生重量はきちんと1切れずつ測定し、記録する！

しょうゆ　魚の1〜2％塩分
みりん　魚の2〜4％糖分
酒　魚の5〜10％
しょうゆ：みりん：酒＝1：1：1容量比
備考：ゆずの輪切り（今回は省く）

魚を調味液に20〜30分漬け込む（途中上下返す）

280℃設定で予熱しておく。

魚の表裏をペーパータオルで拭く

2切れ（　　g）（　　g）　　2切れ（　　g）（　　g）　　2切れ（　　g）（　　g）　　2切れ（　　g）（　　g）

〈方法〉

A ガス網焼き

網を十分熱する

網を十分に熱し、油布巾でふいて、魚をのせて焼く。表の方から焼く（表を下にして焼く）。

はじめ中火〜強火（　　分）、弱火（　　分）で焼く。

ひっくり返して裏を焼く

はじめ中火〜強火（　　分）、弱火（　　分）で焼く。

盆ざるにとる

B 串打ちして、鉄弓・ガス網で焼く

金串を筋繊維に直角方向に末広打ち、やや遠火の強火で焼く。表の方から焼く。

表（　　分）、返して裏（　　分）焼く。

焼き上がったら、熱いうちに回し串をする（後で串を抜きやすくするため）

盆ざるにとる

C オーブン焼き

コンベクションオーブン（強制対流式オーブン）

天板にオーブンペーパーを敷き、魚を並べ、庫内上段に入れる。

280℃で（　　分）焼く。

盆ざるにとる

D フライパン焼き

フライパンを熱し、魚の2〜4％の油を入れ、表から焼く。

はじめ強火で30秒、火を弱め2〜3分焼く。

ひっくり返して裏を焼く

はじめ強火で30秒、火を弱め2〜3分焼く。

皿にとる

焼き上がり後、重量計測（重量既知の皿に1切れずつとり重さを計る）

焼き上がり（　　g）（　　g）　　焼き上がり（　　g）（　　g）　　焼き上がり（　　g）（　　g）　　焼き上がり（　　g）（　　g）

重量減少率（　％）（　％）　　重量減少率（　％）（　％）　　重量減少率（　％）（　％）　　重量減少率（　％）（　％）

直火焼き　　　　　　　　　　　　　　　間接焼き

試食　各2切れの中から身の厚み、重量が等しいものを選び、人数分に切り、同じような部位を食べて、食味を比較する。焦げの有無・焦げ色の程度・におい等に注意して比較。

★ 重量減少率（％）＝ $\dfrac{\text{生重量（g）}-\text{焼き上がり重量（g）}}{\text{生重量（g）}} \times 100$

〈結果〉

	A		B		C		D	
生2切れの重量（g）…イ	（　　）（　　）		（　　）（　　）		（　　）（　　）		（　　）（　　）	
生平均重量（g）								
加熱時間（分）								
加熱後2切れの重量（g）…ロ	（　　）（　　）		（　　）（　　）		（　　）（　　）		（　　）（　　）	
加熱後平均重量（g）								
重量減少率（%）＝（イ－ロ）／イ×100	（　　）（　　）		（　　）（　　）		（　　）（　　）		（　　）（　　）	
平均重量減少率（%）								
焼き加減（焼き不足×，食べごろ〇，焼きすぎ△）								
食味の特徴　焼き色の濃い順								
焦げ色の均一な順								
身のしまっている順								
しっとりしている順								
「好ましい」人数（人）	人		人		人		人	

〈ポイント〉

＊直火焼きと間接焼きの特徴を考える。

＊焼きたてを試食し，評価する。

実習テーマ2　薄焼き卵

> 目的　：　添加する調味料が焼き上がりの色や食味などに及ぼす影響を理解する。

〈器具〉　よく油のなれた平面のフライパン（やや厚手がよい）・テフロン加工のフライパン・銅製の卵焼き器など
（　径26cm前後がよい　）

〈材料・分量〉

	a	b	c	d	e
卵（g）	50	50	50	50	50
食　塩（g）	0.25（卵の0.5%）	0.25	0.25	0.25	0.25
砂　糖（g）	―	2.5（卵の5%）	5（卵の10%）	―	2.5（卵の5%）
みりん（ml）	―	―	―	小さじ1（卵の4%）	―
片栗粉（g）	―	―	―	―	0.75（卵の1.5%）
水（ml）	―	―	―	―	ミニスプーン1
重量（g）	50.25	52.75	55.25	56.25	54.5
配合の特性	卵のみ	砂糖を加えた場合	砂糖を2倍加えた場合	みりんを加えた場合	片栗粉を加えた場合

〈方法〉

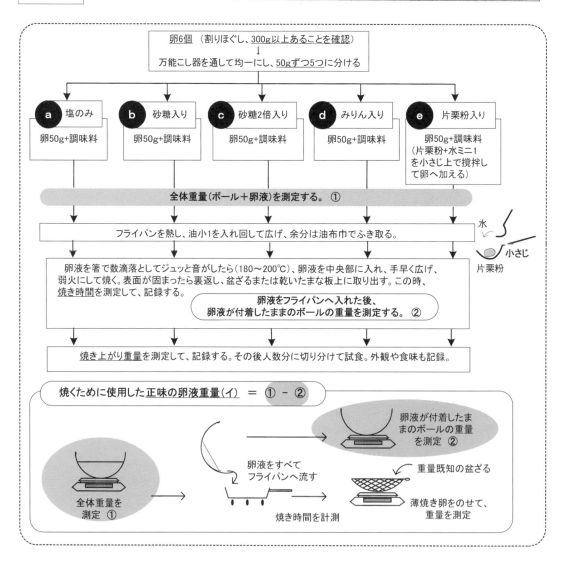

〈結果〉

		a	b	c	d	e
卵液の重量（g）……イ						
加熱後重量（g）……ロ						
重量減少率（%）＝（イーロ）／イ×100						
焼き時間（秒）						
食味の特徴	焼き色のよい順					
	焦げの多い順					
	しっとりしている順					

《比較》

（b）と（a）の違い	
（b）と（c）の違い	
（b）と（d）の違い	
（b）と（e）の違い	

〈ポイント〉

＊薄焼き卵にみりんを使うと，焦げ色がつきやすくなるのはなぜか。

＊卵焼き類は焼き上がったら，すぐ盆ざるにとる理由を考える。

＊卵を流す前のフライパン等の温め方を，一定にする工夫が大切であるが，その理由を考える。

４-３　応用献立

献立例1 ━━━━━━━━━━━━━━━━━━━

ロールパン／コーンスープまたはかぼちゃのスープ
ポークソテー（生しいたけのソテー添え）
トマトサラダ

コーンスープ　　　　　　　　（6人分）

コーン（クリームタイプ）	300g
玉ねぎ	100g
油	大½
バター	15g
薄力粉	20g
ブイヨン（キューブ1個＋水）	400mℓ
牛乳	200mℓ
塩（ブイヨンの0～0.2%）	
生クリーム	100mℓ
クルトン	

かぼちゃのスープ　　　　　　（6人分）

かぼちゃ	400g
玉ねぎ	100g
バター	15g
ブイヨン（キューブ1個＋水）	400mℓ
牛乳	400mℓ
塩・こしょう	少々
生クリーム	100mℓ

※かぼちゃの皮をむく簡単な方法…種を
　とりラップでくるんで，電子レンジ
　（600W 4分）。

ポークソテー　　　　　　　　（6人分）

豚背ロース	
（1㎝厚さ／1枚80～100g）	6枚
塩（肉の1%）	
こしょう	少々
油（肉の4%）	大1½～大2
生しいたけ	18枚
バター（しいたけの8%）	
塩（しいたけの0.3%）	
レモン汁	⅙個分

トマトサラダ　　　　　　　　（6人分）

トマト	中3個	450g
青じそ		3枚
酢		大2
油		大2
塩（液体の1.5%）		
こしょう		少々

酢：油＝1：1容量比

献立例2 ━━━━━━━━━━━━━━━━━━━

炊き込みごはん／かぶのみそ汁
アジの塩焼き　酢どりしょうがまたは菊花かぶ
里芋の煮ころがしまたはなすの直煮または
ひじきの煮物
柿ときゅうりと大根の酢の物
ブラマンジェ

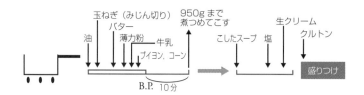

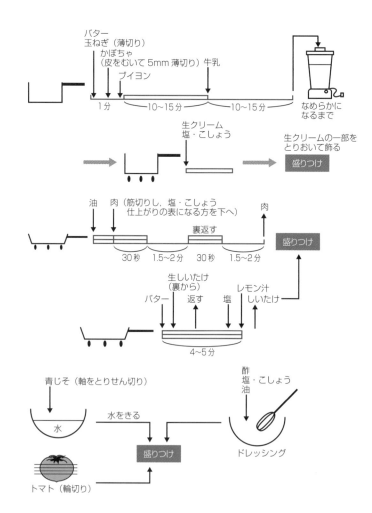

炊き込みごはん

（6人分）

米	400g
水 酒 }（米の130％）	大1
しょうゆ （米に対して1.5％塩分）	大2
鶏もも肉	100g
にんじん	80g
たけのこ	50g
干ししいたけ	3枚
グリーンピース	20g

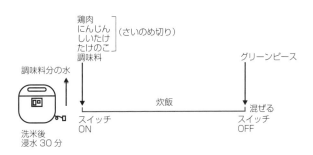

かぶのみそ汁

（6人分）

だし	900㎖
┌水（必要量＋蒸発分） │煮干し（水の2％） └昆布（水の1％）	
かぶ	2個
油揚げ	1枚
西京みそ 信州みそ }（だしの0.6～0.8％塩分）	
水からし	

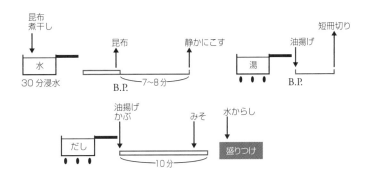

アジの塩焼き

（6人分）

┌アジ（1尾約120g）	6尾
│塩（魚の1～2％） └（化粧塩）	

※オーブンの場合
　250℃10分～
※魚の串打ちは26ページ参照。
※アジはサンマ，アユ，キス，カレイなど
　でもよい。

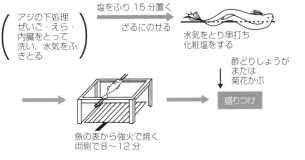

酢どりしょうが・菊花かぶ

▶酢どりしょうが	
新しょうが	6本
┌酢	大3
│砂糖	小1
│水	大1
└塩（液体の1％）	ミニ½
▶菊花かぶ	
┌かぶ	6個
│水	200㎖
└塩（水の4～5％）	
┌酢	大3
│砂糖	大2
│水	大1
└赤とうがらし・昆布	

酢：砂糖：水＝3：2：1 容量比
※菊花切りは193ページ参照。

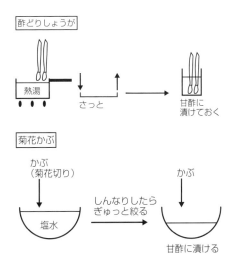

143

里芋の煮ころがし　(6人分)

里芋	600 g
だし（芋の50〜70%）	1½カップ
砂糖 みりん }（芋の4〜5%糖分）	
塩 しょうゆ }（芋の0.8〜1.2%塩分）	
酒	大2
ゆず	

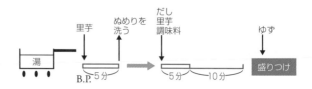

なすの直煮　(6人分)

なす	6本
だし（なすの50%）	
酒（なすの15%）	
砂糖 みりん }（なすの5%）	大1
しょうゆ（なすの1.2%塩分）	
おろししょうが	

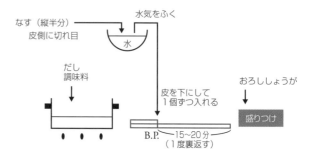

ひじきの煮物　(6人分)

	もどして
	g
長ひじき（乾物）30 g	}計 g
油揚げ 2枚	
にんじん 50 g	
油（材料の4%）	
だし（材料の70〜100%）	
酒	大2
砂糖（材料の3〜4%）	
しょうゆ（材料の1〜1.2%塩分）	

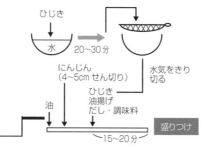

柿ときゅうりと大根の酢の物　(6人分)

大根	200 g
きゅうり 1本	g
塩（野菜の1%）	
柿	1個150 g
砂糖 小½・酢 小1	
酢（材料の6%）	
砂糖（材料の4%）	
塩（材料の0.6〜1%）	
だし	

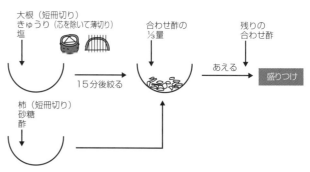

ブラマンジェ　(6人分)

ゼラチン（液体の2〜3%）	10 g
水（ゼラチンの3倍容量）	大4
牛乳	400㎖
砂糖（液体の15%）	75 g
生クリーム	100㎖
アーモンドエッセンス	
▶ソース	
いちご（またはブルーベリー）	120 g
砂糖（いちごの20%）	24 g
レモン汁	⅙個分
コアントロー	大½

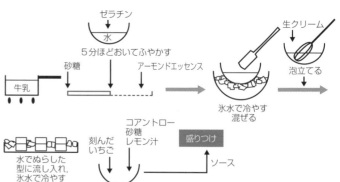

5 炒め物

5-1 炒め物の特徴

(1) 炒め物とは

　鍋を温め，少量の油を熱した中に，食品を加え，撹拌しながら加熱する調理法で，高温短時間加熱を特徴とする。食品の内部では，食品のもつ水分が高熱を伝える。食品の口ざわりを変え，油脂味を付加する。

(2) 炒め物の要点……短時間（1～数分）の加熱で味を決めるのがむずかしい。

1) 食品の切り方

①材料は切る前に洗い，水気をきる。付着水が多いと炒め煮状になりやすい。

②炒める材料にふさわしい形と大きさに切りそろえる（せん切り，薄切り）。

③主材料と副材料の切り方は原則として同じにする。

2) 鍋の材質と形

①鍋は熱容量の大きい，厚手のもので，材料を撹拌しやすい形のもの。

②中華鍋（材質は鉄が多い）は浅めの朝顔型が炒めやすい。

3) 油の種類と使用量

①サラダ油は独特の風味が弱いので，味の調和がとりやすい。好みでラードを使用する。

②使用量は5～10％，表面積の大きい食材は15％程度。

③食材の表面が油の被膜でおおわれる程度の油が，炒めやすい。

4) 張り込み量

①食材は入れすぎない。撹拌しやすい分量（36cm径中華鍋に対して約500g）を炒める。

5) 鍋，油の熱し方

①鍋は空焼きして，油を鍋肌にまわす。油がやや温まったら香味野菜，そして食材を加え，へらで大きく混ぜて，返す操作を適宜くり返す。放水量の多い炒め物は，全体がべっとりして，おいしいものになりにくい。

6) 炒め物を始める前の準備

①材料は切り方をそろえる。

表3-9　炒め物の油の温度と材料の張り込み量による放水量（18cm径フライパン）

材料投入時の油の温度	キャベツ張り込み量	蒸発水分量	遊離油量	放水量
室温	100g	19.0%	0mℓ	0mℓ
	150g	15.0%	0.5mℓ	1.9mℓ
	200g	9.5%	0.5mℓ	3.4mℓ
180℃	100g	18.5%	0mℓ	0mℓ
	150g	16.5%	0mℓ	0mℓ
	200g	14.0%	0.4mℓ	2.7mℓ

（太田静行『調理科学』1，p.126，1968から作表）

②下味を肉，魚介類ではつける場合が多い。下ゆでをするものもある。

③炒め物に使うイカ，エビ，鶏肉，野菜類等は，油通し（揚げ油を100～130℃に熱して，材料を数十秒通す）をすることがある。以後の炒め時間も短縮され，色よく，動物性食品は縮みにくく，やわらかくなりやすい。

④炒める順に食材を並べておき，調味料も計っておく。

⑤香味野菜，調味料，香辛料，盛りつけ食器等の準備。

⑥鍋つかみ，へらの準備を忘れない。

(3) 中国の炒め物の種類

①清炒（チンチャオ），②乾炒（ガンチャオ），③京炒（チンチャオ）

④爆（バオ），⑤烹（ポン），⑥煎（テェン）

(4) ルウの調理

1）ルウ……ソースやスープや煮込み料理に使われるルウは，熱容量の大きい厚手の鍋で，小麦粉を油脂で炒めたもの。弱火で，よく混ぜながら加熱をする。料理用途に応じて炒め加減を変える（ブールマニエ：油脂と粉を混ぜた練り粉をスープ等に加え，煮て濃度をつける手法もある）。ルウを大別すると，①白色ルウ（120～130℃：そのソースはつやがあり，白く，粘りがある），②淡黄色ルウ（140～150℃：そのソースは香ばしい香りと，なめらかな食感がある），③褐色ルウ（160～180℃：そのソースは焦げ臭があり，サラリとした食感になる）などがあり，調理目的に適したルウを利用する。

2）ルウの配合……油脂：小麦粉＝1：1〜1.5（風味はバターがよい）

図3-7は，ルウの加熱温度が120℃までは，ソースの粘度はほとんど変わらないが，130℃以上になると粘度低下が進行し，180℃のソースはサラサラした状態になる。この理由にでんぷん粒の硬化とたんぱく質の変性が関与していると考えられる。図3-8はルウの温度が高いものほど，ソースの粘度が低い。120℃のルウのソースの成形性は，100℃のものより高い。

3）ルウをダマのないソースに仕上げる方法

ルウと液体を合わせたときの温度が，小麦でんぷんの糊化温度より低ければ，ダマにならない。ルウを80〜30℃まで冷まし，60℃くらいの牛乳（スープ）を少しずつ加え混ぜる。液体が冷たすぎても，分散がよくない。

清炒　材料をそのまま炒める。
乾炒　材料に衣をつけ，油通しをしたり，ゆでたりしてから炒める。
京炒　卵白入りの衣をつけ，油通しをしてから炒める。乾炒とは衣が違う。
爆　ごく高温でパーッと炒める。
烹　一気に仕上げる。
煎　少量の油で色づく程度に炒め焼く。

『上田フサのおそうざい手ほどき』138～141ページ参照。

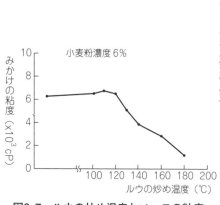

図3-7　ルウの炒め温度とソースの粘度

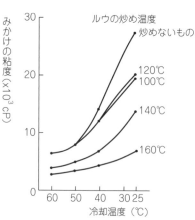

図3-8　ホワイトソースを冷却した場合の温度

（大澤はま子・中浜信子「家政誌」24，p.359-366，1973から作図）

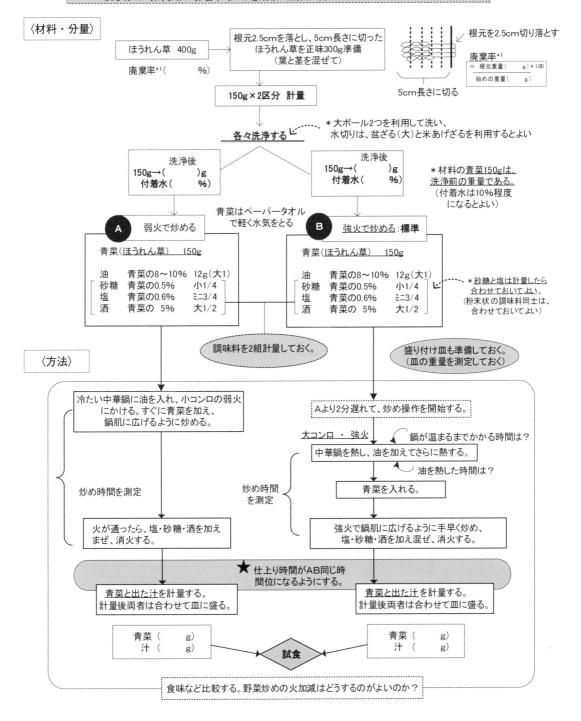

5-2　基礎調理

実習テーマ1　青菜（ほうれん草）炒めにおける火力の影響

目的 ： 炒め物において、火力や中華鍋の温度が出来上がり食材の食味・歯ざわり・水の出方
　　　及び炒め時間などに影響することを観察・理解する。

〈材料・分量〉

ほうれん草　400g

廃棄率*1（　　　%）

根元2.5cmを落とし、5cm長さに切った
ほうれん草を正味300g準備
（葉と茎を混ぜて）

→根元を2.5cm切り落とす

廃棄率*1
$= \dfrac{根元重量（\quad g）×100}{始めの重量（\quad g）}$

5cm長さに切る

150g×2区分　計量

各々洗浄する
＊大ボール2つを利用して洗い、
　水切りは、盆ざる（大）と米あげざるを利用するとよい

洗浄後
150g→（　　　）g
付着水（　　%）

洗浄後
150g→（　　　）g
付着水（　　%）

＊材料の青菜150gは、
洗浄前の重量である。
（付着水は10%程度
になるとよい）

青菜はペーパータオル
で軽く水気をとる

A　弱火で炒める

青菜（ほうれん草）　150g

油	青菜の8〜10%	12g（大1）
砂糖	青菜の0.5%	小1/4
塩	青菜の0.6%	ミニ3/4
酒	青菜の 5%	大1/2

B　強火で炒める：**標準**

青菜（ほうれん草）　　150g

油	青菜の8〜10%	12g（大1）
砂糖	青菜の0.5%	小1/4
塩	青菜の0.6%	ミニ3/4
酒	青菜の 5%	大1/2

＊砂糖と塩は計量したら
合わせておいてよい。
（粉末状の調味料同士は、
合わせておいてよい）

調味料を2組計量しておく。

盛り付け皿も準備しておく。
（皿の重量を測定しておく）

〈方法〉

冷たい中華鍋に油を入れ、小コンロの弱火
にかける。すぐに青菜を加え、
鍋肌に広げるように炒める。

Aより2分遅れて、炒め操作を開始する。

大コンロ ・ 強火　　鍋が温まるまでかかる時間は？

中華鍋を熱し、油を加えてさらに熱する。
　　油を熱した時間は？

炒め時間を測定

青菜を入れる。

炒め時間
を測定

火が通ったら、塩・砂糖・酒を加え
まぜ、消火する。

強火で鍋肌に広げるように手早く炒め、
塩・砂糖・酒を加え混ぜ、消火する。

★ 仕上り時間がAB同じ時
間位になるようにする。

青菜と出た汁を計量する。
計量後両者は合わせて皿に盛る。

青菜と出た汁を計量する。
計量後両者は合わせて皿に盛る。

青菜（　　g）
汁 （　　g）

試食

青菜（　　g）
汁 （　　g）

食味など比較する。野菜炒めの火加減はどうするのがよいのか？

〈結果〉

		A	B
鍋が温まるまでの時間（分，秒）		—	
油を熱した時間（分，秒）		—	
青菜の炒め時間（分，秒）			
加熱後の青菜の重量（g）			
汁の重量（g）			
炒め加減※			
食味の特徴 （文章で表現する）	歯ざわり		
	塩味		
	生っぽさ		
	味のバランス		
	「好ましい」人数（人）	人	人

（※ 炒めすぎ×，ちょうどよい○，不足△）

〈ポイント〉

＊野菜炒めは強火がよいといわれる理由を考える。

＊炒め物に使われる油の種類と調理例を考える。

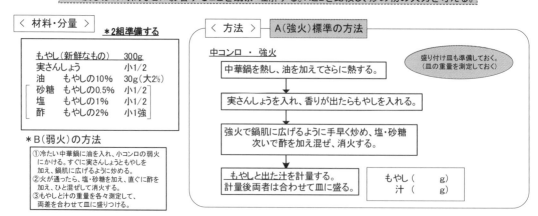

応用テーマ もやしの甘酢炒め（醋烹豆芽 ツウポンドウヤ）における火力の影響

目的 ： 炒め物において、火力や中華鍋の温度が出来上がり食材の食味・歯ざわり・水の出方
及び炒め時間などに影響することを観察・理解する。AとBを比較し、炒め物の火力を考える。

〈 材料・分量 〉 ＊2組準備する

もやし（新鮮なもの）　　300g
実さんしょう　　　　　　小1/2
油　　もやしの10%　　　30g（大2½）
砂糖　もやしの0.5%　　　小1/2
塩　　もやしの1%　　　　小1/2
酢　　もやしの2%　　　　小1強

＊B（弱火）の方法

①冷たい中華鍋に油を入れ、小コンロの弱火
にかける。すぐに実さんしょうともやしを
加え、鍋肌に広げるように炒める。
②火が通ったら、塩・砂糖を加え、直ぐに酢を
加え、ひと混ぜして消火する。
③もやしと汁の重量を各々測定して、
両差を合わせて皿に盛りつける。

〈 方法 〉 A（強火）標準の方法

盛り付け皿も準備しておく。
（皿の重量を測定しておく）

中コンロ ・ 強火

中華鍋を熱し、油を加えてさらに熱する。

実さんしょうを入れ、香りが出たらもやしを入れる。

強火で鍋肌に広げるように手早く炒め、塩・砂糖
次いで酢を加え混ぜ、消火する。

もやしと出た汁を計量する。
計量後両者は合わせて皿に盛る。

もやし（　　g）
汁（　　g）

実習テーマ2　ルウの炒め加減と食味

目的 ： 加熱終点温度がルウの色や食味などに及ぼす影響を、ブラウンルウとホワイトルウの作成を通して理解する。またブラウンルウを用い料理へ展開してカレーを作る。

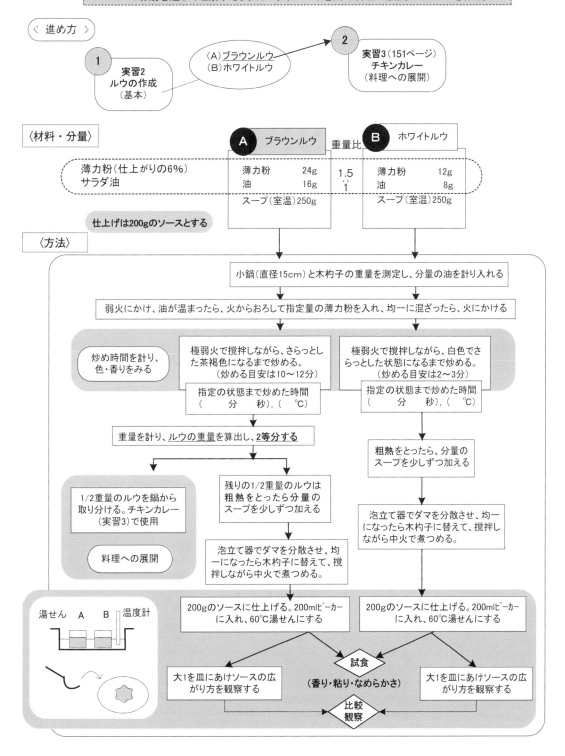

〈 進め方 〉

1 → 実習2 ルウの作成（基本） → （A）ブラウンルウ（B）ホワイトルウ → 2 実習3（151ページ）チキンカレー（料理への展開）

〈材料・分量〉

	A ブラウンルウ	重量比	B ホワイトルウ
薄力粉（仕上がりの6%）サラダ油	薄力粉　24g　油　16g	1.5 ∶ 1	薄力粉　12g　油　8g
	スープ（室温）250g		スープ（室温）250g

仕上げは200gのソースとする

〈方法〉

小鍋（直径15cm）と木杓子の重量を測定し、分量の油を計り入れる

弱火にかけ、油が温まったら、火からおろして指定量の薄力粉を入れ、均一に混ざったら、火にかける

炒め時間を計り、色・香りをみる

極弱火で撹拌しながら、さらっとした茶褐色になるまで炒める。（炒める目安は10〜12分）

指定の状態まで炒めた時間（　分　秒），（　℃）

極弱火で撹拌しながら、白色でさらっとした状態になるまで炒める。（炒める目安は2〜3分）

指定の状態まで炒めた時間（　分　秒），（　℃）

重量を計り、ルウの重量を算出し、2等分する

1/2重量のルウを鍋から取り分ける。チキンカレー（実習3）で使用

料理への展開

残りの1/2重量のルウは粗熱をとったら分量のスープを少しずつ加える

粗熱をとったら、分量のスープを少しずつ加える

泡立て器でダマを分散させ、均一になったら木杓子に替えて、撹拌しながら中火で煮つめる。

泡立て器でダマを分散させ、均一になったら木杓子に替えて、撹拌しながら中火で煮つめる。

湯せん　A　B　温度計

200gのソースに仕上げる。200mlビーカーに入れ、60℃湯せんにする

200gのソースに仕上げる。200mlビーカーに入れ、60℃湯せんにする

大1を皿にあけソースの広がり方を観察する

試食（香り・粘り・なめらかさ）

大1を皿にあけソースの広がり方を観察する

比較観察

〈結果〉

		A		B	
鍋の重量（g）					
炒め時間（分，秒）					
ルウの色					
ルウの香り					
ルウの状態					
200gに仕上げるのに要した時間（分）					
小麦粉濃度（％）					
ソースの観察	大さじ1の広がり具合	cm×	cm	cm×	cm
	残渣物（小さな固まり）の有無				
ソースの食味の特徴（文章で表現する）	香り				
	味				
	とろみの強さ				
	なめらかさ（舌ざわり）				

〈ポイント〉

＊ルウの炒め加減の相違が，スープのとろみに及ぼす影響を考える。

＊ルウにするとスープによく溶け，ダマにならないのはなぜか。

実習テーマ3　チキンカレー（手作りルウと市販ルウの比較）

〈 進め方 〉

2グループ組になり、片方が手作りルウ・片方が市販ルウでカレーを作製し、
出来上がり時に½量ずつ交換して試食し、食味の比較を行ない特徴を知る。

〈材料・分量〉　　　　　　　　　　　　　　　　　　　　〈方法〉

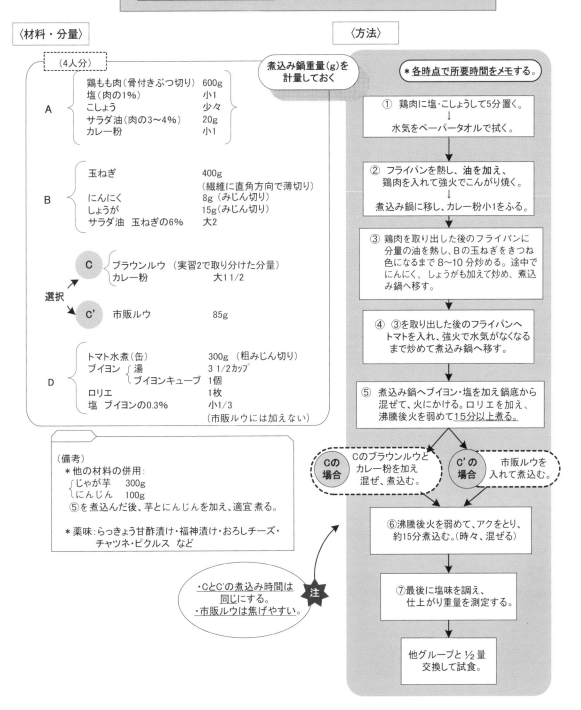

（4人分）

煮込み鍋重量(g)を
計量しておく

＊各時点で所要時間をメモする。

A
鶏もも肉（骨付きぶつ切り）　600g
塩（肉の1%）　小1
こしょう　少々
サラダ油（肉の3～4%）　20g
カレー粉　小1

B
玉ねぎ　400g
（繊維に直角方向で薄切り）
にんにく　8g（みじん切り）
しょうが　15g（みじん切り）
サラダ油　玉ねぎの6%　大2

選択
C　ブラウンルウ（実習2で取り分けた分量）
カレー粉　大11/2

C'　市販ルウ　85g

D
トマト水煮（缶）　300g（粗みじん切り）
ブイヨン｛湯　3 1/2カップ
　　　　ブイヨンキューブ　1個
ロリエ　1枚
塩　ブイヨンの0.3%　小1/3
（市販ルウには加えない）

① 鶏肉に塩・こしょうして5分置く。
↓
水気をペーパータオルで拭く。

② フライパンを熱し、油を加え、
鶏肉を入れて強火でこんがり焼く。
↓
煮込み鍋に移し、カレー粉小1をふる。

③ 鶏肉を取り出した後のフライパンに
分量の油を熱し、Bの玉ねぎをきつね
色になるまで8～10分炒める。途中で
にんにく、しょうがも加えて炒め、煮込
み鍋へ移す。

④ ③を取り出した後のフライパンへ
トマトを入れ、強火で水気がなくなる
まで炒めて煮込み鍋へ移す。

⑤ 煮込み鍋へブイヨン・塩を加え鍋底から
混ぜて、火にかける。ロリエを加え、
沸騰後火を弱めて15分以上煮る。

（備考）
＊ 他の材料の併用：
｛じゃが芋　300g
｛にんじん　100g
⑤を煮込んだ後、芋とにんじんを加え、適宜 煮る。

＊ 薬味：らっきょう甘酢漬け・福神漬け・おろしチーズ・
チャツネ・ピクルス　など

Cの
場合　Cのブラウンルウと
カレー粉を加え
混ぜ、煮込む。

C'の
場合　市販ルウを
入れて煮込む。

⑥沸騰後火を弱めて、アクをとり、
約15分煮込む。(時々、混ぜる)

・CとC'の煮込み時間は
同じにする。
・市販ルウは焦げやすい。
注

⑦最後に塩味を調え、
仕上がり重量を測定する。

他グループと½量
交換して試食。

〈結果〉

	手作りルウ	市販ルウ
深鍋の重量（g）		
鶏肉の下味時間（分）		
鶏肉の炒め時間（分）		
玉ねぎ，にんにく，しょうがの炒め時間（分，秒）		
トマトの炒め時間（分）		
鶏の煮込み時間（分）		
ルウの煮込み時間（分）		
仕上がり重量（g）（正味重量）		
食味の特徴　※2種を比べ，特性の強い方に手を挙げた人数を記述する。　カレーの辛味が強い	人	人
油っこい	人	人
塩味が濃い	人	人
とろみが強い	人	人
肉の骨離れがよい	人	人
「好ましい」人数（人）	人	人
食べての感想		

〈ポイント〉

＊カレー粉は，どのような香辛料が組み合わさったものか考える。
＊鶏肉の骨離れは，どのくらい煮るとよくなるか，またその理由を考える。
＊深鍋を使う理由を考える。
＊固形の市販ルウを加熱すると，すぐにとろみがつく理由を考える。

『上田フサのおそうざい手ほどき』140～141，178ページ参照。

5-3 応用献立

レタス炒飯
榨菜肉片湯 _{ザァツァイロウピエンタン}
青椒炒牛肉絲 _{チンジャオチャオニュウロウスウ}

白飯／蘿蔔牛肉湯（ルオボウニュウロウタン）／アジのから揚げ（☞55
ページ）または糖醋肉（タンツウロウ）または腰果鶏丁（ヤオグウオジィディン）
炒合菜（チャオホウツァイ）または酸辣洋白菜（スワンラーヤンパイツァイ）
牛奶豆腐（ニュウナイドウフ）

レタス炒飯

	（6人分）
飯	500 g
かに（冷凍）	100 g
酒	小2
▶炒蛋	
卵	2個
塩	少々
油（卵の25%）	大2
レタス	200 g
ねぎ	5 cm
油 （飯の5%）	大2
塩 ⎱（飯の0.8%塩分）	小½
しょうゆ	小1

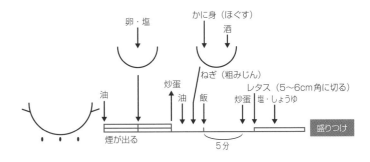

榨菜肉片湯 _{ザァツァイロウピエンタン}

	（6人分）
榨菜	60 g
豚もも肉	120 g
酒・しょうゆ	各小1
片栗粉	小1
たけのこ	40 g
水	900mℓ
塩 ⎱（水の0.3～0.5%塩分）	
しょうゆ	小1
酒	大1

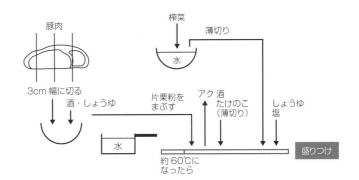

青椒炒牛肉絲 _{チンジャオチャオニュウロウスウ}

	（6人分）
ピーマン（緑・赤）	200 g
牛もも肉	100 g
しょうゆ（肉の0.5%塩分）	小½
酒	小1
片栗粉	小1
油	小1
ねぎ	5 cm
にんにく	1かけ
油（材料の8～10%）	
塩 ⎱（材料の0.8%塩分）	
しょうゆ	
酒	大1
ごま油	小½

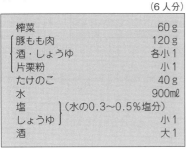

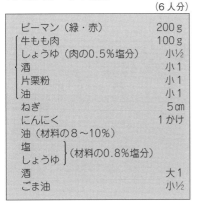

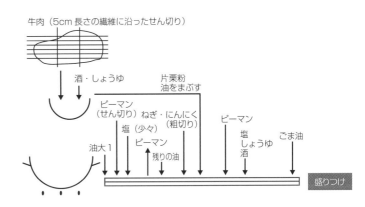

蘿蔔牛肉湯 （6人分）
ルオボウニュウロウタン

牛薄切り肉（もも）		100g
酒		小1
しょうゆ（肉の1％塩分）		小1
片栗粉		小½
大根		120g
水		1200mℓ
塩	（仕上がりの0.3～0.5％塩分）	
しょうゆ		
酒		大1
せり		25g

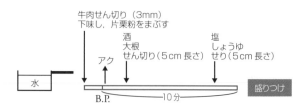

糖醋肉 （6人分）
タンツウロウ

	豚ロース肉（塊）		300g
	しょうゆ（肉の0.5％塩分）・酒		各大½
卵	½個　　片栗粉		大3
揚げ油			
たけのこ			1個60g
玉ねぎ			180g
干ししいたけ			6枚60g
にんじん			60g
ピーマン			2個60g
パイナップル			2枚80g
油（野菜の7％）			大3
	スープ（材料の15～20％）		150mℓ
	砂糖（材料の7％）		大6
a	しょうゆ	（材料の1.2％塩分）	大3
	トマトケチャップ		大2
	酢（材料の5％）		大2⅔
	片栗粉（スープの7～8％）		大1⅓
	水		大2

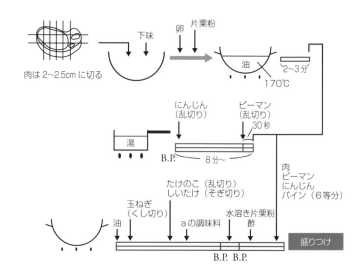

腰果鶏丁 （6人分）
ヤオグウオジィディン

	鶏胸肉	200g
	塩（鶏胸肉の0.5％）	
	しょうが汁	少々
	酒	小1
卵白		½個
片栗粉		大1
揚げ油		
カシューナッツ		100g
たけのこ		1個60g
干ししいたけ		3枚30g
赤とうがらし		1本
ねぎ		5cm
しょうが		1かけ
にんにく		½かけ
油（材料の6～8％）		
しょうゆ（材料の1～1.2％塩分）		
砂糖（材料の0.5％）		小⅔
酒（材料の5％）		大1⅓
	片栗粉	小½
	水	小1～2

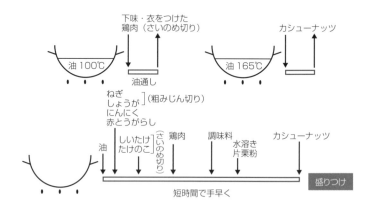

炒合菜 （6人分）
チャオホウツァイ

豚もも薄切り	100 g
しょうゆ（肉の0.5%塩分）	
酒	小½
しょうが汁	少々
干ししいたけ	4枚40 g
たけのこ	1個60 g
ほうれん草	100 g
にら	50 g
もやし	100 g
春雨	15 g →50 g
油（材料の8%）	
塩	
しょうゆ（材料の0.6～1%塩分）	
砂糖（材料の0.5%）	
酒	大1
卵	1個
塩（卵の0.3%）	
油	

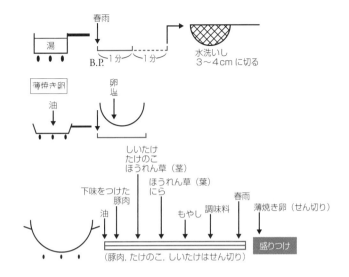

酸辣洋白菜 （6人分）
スワンラーヤンバイツァイ

キャベツ	300 g
油	
ごま油（キャベツの8～10%）	
赤とうがらし	1本
酢（キャベツの6%）	
塩	
しょうゆ（キャベツの1～1.5%塩分）	
砂糖（キャベツの2%）	
しょうが（せん切り）	15 g
糸とうがらし	少々

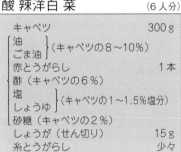
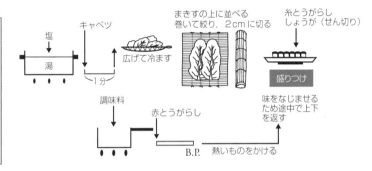

※電子レンジの場合
キャベツ300 g をビニール袋に入れて加熱
（600W/ 3分）。

牛奶豆腐
ニュウナイドウフ
（6人分）（仕上がり 500 g）

粉寒天（仕上がりの0.4%）	2 g
水	300 g
砂糖（仕上がりの10%）	50 g
牛乳	200㎖
アーモンドエッセンス	
▶シロップ	
水	300～400㎖
砂糖（水の25%）	75～100 g
レモン汁	⅓～½個分
いちごまたはキウイフルーツ	

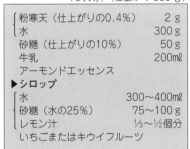
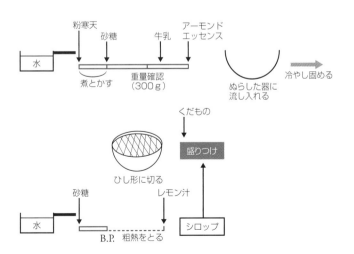

6 揚げ物

6−1 揚げ物の特徴

（1）揚げ物とは

　たっぷりの油を高温に熱し，食品をすっぽり入れて加熱する調理法であり，加わる油の風味とカラッとした口ざわり（水と油の交代が著しい）が特徴で，多様な手法がある。

表3-10　サバの素揚げ

		揚げ時間（180℃）	
180℃	30秒	60秒	90秒
水分（%）	52.2	50.7	48.6
脂質（%）	25.3	27.1	30.6
順位合計	12*	19	29*

（池上茂了ら「家政誌」24，p.376，1973から作表）

注）＊1%危険率で有意差あり

表3-11　天ぷらの衣の種類と性状

生衣				揚げ衣		
小麦粉 g	水分 g	卵 g	重曹 g	水分%	脂質%	砕け分%
10	15	—	—	18.4	32.4	7.4
10	13.2	5	—	13.2	46.1	11.4
10	15	—	0.02	5.1	53.9	21.3

（松元文子『新調理学』p.146，光生館，1990から作表）

表3-12　マアジの加熱調理に伴う脂肪酸組成の変化（%）

	C16-0	C18-1	C18-2	C18-3	C20-5	C22-6	モノ不飽和脂肪酸	ポリ不飽和脂肪酸
生	22.8	22.7	2.7	3.7	7.4	11.6	38.9	22.0
煮る	22.2	22.5	2.7	4.0	7.3	10.9	40.0	21.0
揚げる	11.6	39.9	20.8	7.9	2.6	4.0	53.0	7.6

（浅川具美「食生活研究」6，p.29，1985から作表）

注）揚げ物は，脂肪酸の質的交代が大きいことが，推察される。

C16-0：パルミチン酸
C18-1：オレイン酸
C18-2：リノール酸
C18-3：α-リノレン酸
C20-5：イコサペンタエン酸（IPA，EPA）
C22-6：ドコサヘキサエン酸（DHA）
モノ不飽和脂肪酸
　：一価不飽和脂肪酸
ポリ不飽和脂肪酸
　：多価不飽和脂肪酸

（2）揚げ物の要点

1）食品の鮮度と準備

①シンプルな調理法であるため，魚介類は鮮度のよいものが美味。

②材料は切る前に洗い，水気をきる。

③同じ分量を揚げる場合，材料の切り方によって揚げ時間は異なる。

2）鍋の材質と形

①鍋は熱容量の大きい，厚手のもので，砂鉄鍋が最適。

②中華鍋は揚げ物に適する材質だが，朝顔型のため油の酸化が進みやすい。

③鉄やステンレス材質の寸胴鍋がよい。

3）油の種類と使用量

①普通は天ぷら油（大豆，菜種，ごま油等）を使い，サラダ油はごく軽く揚げ

表3-13　油脂の種類と発煙点（℃）と引火点（℃）

油脂名	ごま油	ごまサラダ油	菜種油	綿実油	とうもろこし油	ラード
発煙点	172〜184	218	186〜227	216〜229	222〜232	190
引火点	262	—	—	305.6	249	215

（渋川祥子ら『調理学』p.213，同文書院，1987から作表）

たいときに，また，とんかつや中国料理ではラード等が使われる。

②油の量は鍋の六分目を目安にする。

4）張り込み量

食材は入れすぎない。油の表面積の1/2を目安にする。

5）揚げ物の適温と揚げ時間（表3-14参照）

初心者は温度計を使い，温度を計る。揚げるときの状態観察が重要である。

6）揚げ始める前の準備

温度計，揚げ箸，油きりの網とバット，かすすくいを準備する。

7）揚げているときの注意

①温度管理（加熱は油の酸化，重合，分解を促進し，容易に引火点になるので注意が大切）。

②揚げかすをこまめにすくいとる。

8）油きり

①材料を引き上げるとき，よく油をきる。

②積み重ねないよう，すき間をとって並べる。

9）油の後始末

①粗熱がとれたら熱いうちにこす。

②表面積の小さい容器にあけ，光を避け，冷暗所に保管する。

（3）揚げ物の種類

天つゆの大根おろしの大根の辛味とかたさ
大根をおろし，組織が破壊されると，ミロシナーゼが作用して，イソチオシアネートが生成され，辛味を生じる。この辛味は，葉のある上部ほど少なく，下部ほど辛い。また，大根のかたさは，上部がかたく，中央部がやわらかい。

表3-14　揚げ物の種類

種類	衣（水分の多少）	適用食品	調理例	適温（℃）	備　考
油通し	衣はでんぷん等をつけることあり。	魚介類，獣鳥肉類，野菜類	エビ，イカの炒め物	100〜130	低温の油の中で揚げる操作，炒め物の下処理。肉の収縮を防ぎ，やわらかく仕上げる。
素揚げ	なにもつけない。	なす，じゃが芋，葉菜，春巻き，パン	ポテトチップクルトン	130〜180 160〜180	水分の蒸発が多く，食品の風味，色，テクスチャーが変化する。
空揚げ	小麦粉，でんぷんを薄くつける（水分：少）。	鶏肉，豚肉，魚類，豆腐	鶏の空揚げ揚げ出し豆腐	170〜180 185〜190	表面に薄い膜を作り，うま味や風味を保持。脱水，吸油も大きい。
衣揚げ	粉，卵水，パン粉をつける。春雨・道明寺粉等もつける。	魚介類，肉類，コロッケ，白身魚，エビ，カニ	カツレツコロッケ	170〜180 180〜190	衣により，食品の風味を保つ。衣の水分が少ないので，短時間で焦げ色がつきやすい。
衣揚げ	小麦粉（でんぷん）と卵と水（牛乳）等，混ぜ合わした衣。	白身魚，エビ，イカ，鶏肉，野菜類	天ぷら，フリッター（魚，貝類）（芋類）（しそ，のり）（ししとう）	170〜180 160〜165 140〜165 150〜160	衣は65〜70％の水分を含み，食品は脱水されず，持ち味を保つ。衣の脱水，触感変わる。

（4）適温を保つじょうずな揚げ方

①でんぷん性食品（でんぷんの糊化，脱水）……低温やや長時間加熱

②たんぱく質性食品，冷凍半調理済み食品……比較的高温加熱

③火通りの悪い食品（コイ）……二度揚げ（比較的低温〜高温）

④予備加熱した食品（コロッケ類）……高温短時間でカラリと揚げる。

⑤低温材料，大量の食材……比較的高温から揚げ始める。

『上田フサのおそうざい手ほどき』128〜137ページ参照。

6-2 基礎調理

実習テーマ1　天ぷらの衣

目的　：　天ぷらの衣の役割と衣の性状に及ぼす撹拌の影響を理解する。

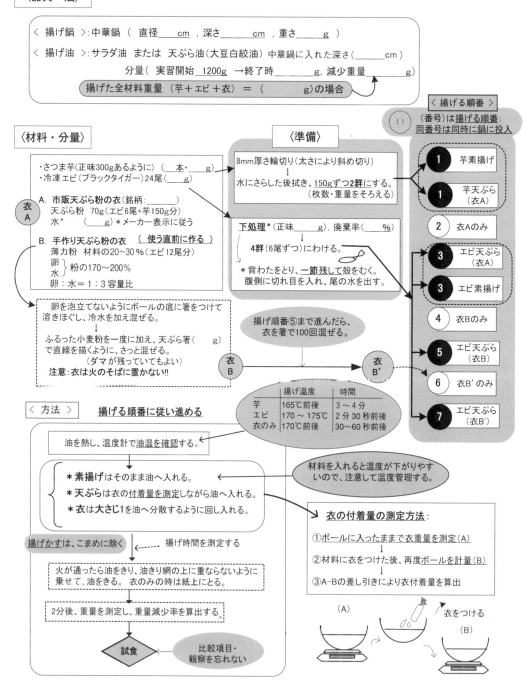

〈器具・油〉

< 揚げ鍋 >：中華鍋 （ 直径＿＿cm ，深さ＿＿＿cm ，重さ＿＿＿g ）

< 揚げ油 >：サラダ油 または 天ぷら油（大豆白絞油）中華鍋に入れた深さ（＿＿＿cm）

分量（ 実習開始 1200g →終了時＿＿＿g，減少重量＿＿＿g）

揚げた全材料重量 （芋＋エビ＋衣）＝ （＿＿＿＿g）の場合

< 揚げる順番 >

（ ）（番号）は揚げる順番：
同番号は同時に鍋に投入

1	芋素揚げ
1	芋天ぷら（衣A）
2	衣Aのみ
3	エビ天ぷら（衣A）
3	エビ素揚げ
4	衣Bのみ
5	エビ天ぷら（衣B）
6	衣B'のみ
7	エビ天ぷら（衣B'）

〈材料・分量〉

・さつま芋（正味300gあるように）（＿＿本・＿＿g）
・冷凍エビ（ブラックタイガー）24尾（＿＿g）

A. 市販天ぷら粉の衣（銘柄：＿＿＿）
　天ぷら粉 70g（エビ6尾＋芋150g分）
　水 * （＿＿g）＊メーカー表示に従う

衣A

B. 手作り天ぷら粉の衣 （ 使う直前に作る ）
　薄力粉 材料の20～30％（エビ12尾分）
　卵 ｝粉の170～200％
　水
　卵：水＝1：3容量比

卵を泡立てないようにボールの底に箸をつけて
溶きほぐし、冷水を加え混ぜる。
↓
ふるった小麦粉を一度に加え、天ぷら箸（＿g）
で直線を描くように、さっと混ぜる。
（ダマが残っていてもよい）
注意：衣は火のそばに置かない!!

衣B

〈準備〉

8mm厚さ輪切り（太さにより斜め切り）
↓
水にさらした後拭き、150gずつ2群にする。
（枚数・重量をそろえる）

下処理*（正味＿＿g），廃棄率（＿＿％）
↓
4群（6尾ずつ）にわける。

＊背わたをとり、一節残して殻をむく。
腹側に切れ目を入れ、尾の水を出す。

揚げ順番⑤まで進んだら、
衣を箸で100回混ぜる。

衣B'

	揚げ温度	時間
芋	165℃前後	3～4分
エビ	170～175℃	2分30秒前後
衣のみ	170℃前後	30～60秒前後

< 方法 >　**揚げる順番に従い進める**

油を熱し、温度計で油温を確認する。

＊**素揚げ**はそのまま油へ入れる。
＊**天ぷら**は衣の付着量を測定しながら油へ入れる。
＊**衣**は大さじ1を油へ分散するように回し入れる。

材料を入れると温度が下がりやす
いので、注意して温度管理する。

揚げかすは、こまめに除く ← 揚げ時間を測定する

火が通ったら油をきり、油きり網の上に重ならないように
乗せて、油をきる。衣のみの時は紙上にとる。

2分後、重量を測定し、重量減少率を算出する。

衣の付着量の測定方法：

①ボールに入ったままで衣重量を測定（A）
↓
②材料に衣をつけた後、再度ボールを計量（B）
↓
③A-Bの差し引きにより衣付着量を算出

試食　　比較項目・観察を忘れない

（A）　　　　衣をつける（B）

〈結果〉

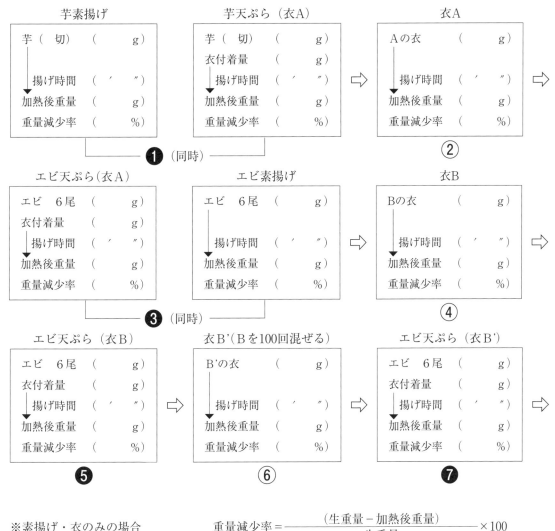

※素揚げ・衣のみの場合　　　重量減少率＝ $\dfrac{（生重量－加熱後重量）}{生重量} \times 100$

※芋天ぷら，エビ天ぷらの場合　重量減少率＝ $\dfrac{（生重量＋衣付着量）－加熱後重量}{生重量＋衣付着量} \times 100$

〈ポイント〉

＊衣の役割を考える。

＊衣を作るとき，冷水を使い，ざっくり混ぜることはどんな理由によるのか。

＊付着量は衣の混ぜ方と関連があるか考える。また，材料の何パーセントに相当するか算出する。

＊揚げる順番は，なぜこのように考えられたのか。

＊天ぷらの衣に薄力粉を使う理由を考える。

＊市販天ぷら粉の衣の食味が軽い理由を考える。

〈結果〉

	①		②	③		④	⑤	⑥	⑦
	芋	芋天ぷら	衣A	エビ天ぷら	エビ	衣B	エビ天ぷら	衣B'	エビ天ぷら
衣の有無	素揚げ	衣A（市販）			素揚げ	B（手作り）		B'(100回混ぜる)	
揚げ加減									
食味の特徴（文章で表現）／油っぽさ									
／口ざわり									

※揚げ加減：揚げすぎ×　ちょうどよい○　生っぽい△　で記入する。

※エビの中で一番カラリとした衣はどれであったか。　　　（　　　　　　　　　）

※衣の中で一番カラリとしていたのはどれであったか。　　（　　　　　　　　　）

《 比較 》

エビ・芋の食味を中心にして比較する。（文章で表現する）

①芋素揚げ ①芋天ぷら（衣A）　の比較	
③エビ天ぷら（衣A） ③エビ素揚げ　の比較	
③エビ天ぷら（衣A） ⑤エビ天ぷら（衣B）　の比較	
⑤エビ天ぷら（衣B） ⑦エビ天ぷら（衣B'）　の比較	

衣の食味を中心にして比較する。（文章で表現する）

②衣A ④衣B　の比較	
③エビ天ぷら（衣A） ⑤エビ天ぷら（衣B）　の比較	
④衣B ⑥衣B'　の比較	
⑤エビ天ぷら（衣B） ⑦エビ天ぷら（衣B'）　の比較	

実習テーマ2 ししとう の素揚げ

目的 : 色よく揚げるにはどうしたらよいのか?

〈材料・分量〉　ししとう　30個

下処理

へたを少し残して切り、串で穴を数箇所あける

〈方法〉

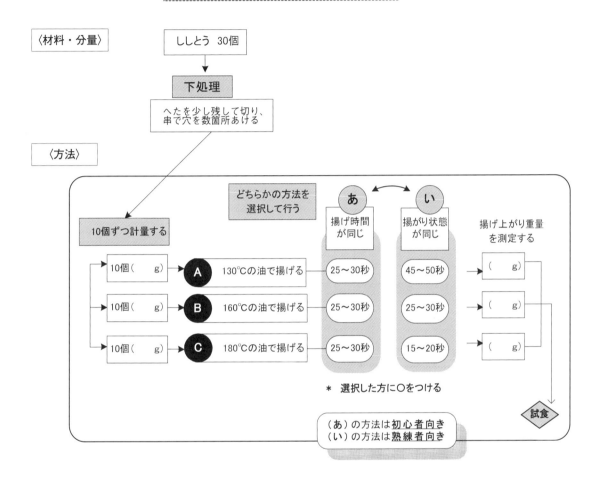

どちらかの方法を選択して行う

あ　揚げ時間が同じ

い　揚がり状態が同じ

揚げ上がり重量を測定する

10個ずつ計量する

10個(　　g)　**A**　130℃の油で揚げる　25～30秒　45～50秒　(　　g)

10個(　　g)　**B**　160℃の油で揚げる　25～30秒　25～30秒　(　　g)

10個(　　g)　**C**　180℃の油で揚げる　25～30秒　15～20秒　(　　g)

*　選択した方に〇をつける

(あ)の方法は**初心者向き**
(い)の方法は**熟練者向き**

試食

〈結果〉

	A	B	C
生の重量（g）…イ			
揚げ温度（℃）・時間（秒）			
揚げ後重量（g）…ロ			
重量減少率（%）＝（イ－ロ）／イ×100			
揚げ加減 (揚げすぎ×, ちょうどよい○, 生っぽい△)			
食味の特徴 外観（色）のよい順			
生っぽい順			
やわらかい順			
油っぽい順			
好ましい順			

〈ポイント〉

＊ししとうの素揚げのおいしさはなにによるものか。

＊ししとうに穴をあけて揚げる理由を考える。

6-3　応用献立

献立例1————————————

白飯／かきたま汁／サバの立田揚げまたはホタテフライ／キャベツのレモン浸しまたはほうれん草のお浸し（☞175ページ）

献立例2————————————

白飯／シジミのみそ汁または
スープジュリエンヌ（☞125ページ）
天ぷらまたはアジのエスカベーシュ
レタスとわかめの酢の物

かきたま汁

（6人分［4人分］）

だし	900mℓ［600mℓ］
塩	（だしの0.5～0.7％塩分）
しょうゆ	
片栗粉（だしの1～1.2％）	大1［小2］
だしまたは水	大3［大2］
卵	2個100g［1個50g］
だしまたは水	大1［小2］
しょうが汁	

塩：しょうゆ＝4：1塩分重量比

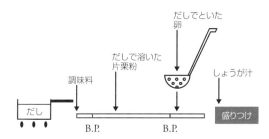

サバの立田揚げ

（6人分）

サバ	360g
しょうが汁	小1
しょうゆ（魚の0.8％塩分）・酒	各大1
片栗粉	大3
揚げ油	
大根おろし	200g

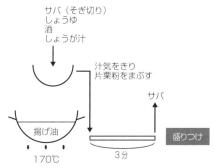

ホタテフライ

（3人分）

ホタテ貝柱（6個）	g
塩（ホタテの0.3～0.5％）	
こしょう	少々
▶衣	
薄力粉	
卵	
生パン粉	
揚げ油	
▶タルタルソース	
マヨネーズ	80g
ゆで卵	½個
玉ねぎ	10g
ピクルス	½本
エストラゴン	5～6枚
パセリのみじん切り	少量
キャベツ	100g
にんじん	6g
レモン（くし形に切る）	½個

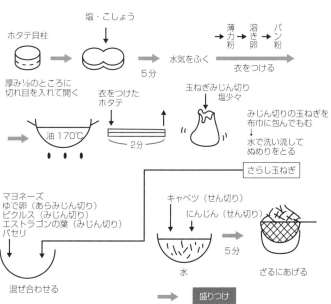

キャベツのレモン浸し

（6人分）

キャベツ	400 g
薄口しょうゆ（キャベツの1〜1.2%塩分）	
だし（しょうゆの3倍容量）	
レモン汁（材料の3%）	小2½

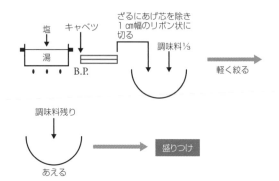

シジミのみそ汁

（6人分）

水	1 ℓ
昆布（水の1%）	10 g
シジミ	500 g
八丁みそ ｝（だしの0.6〜0.8%塩分）	
信州みそ	
粉ざんしょう	

八丁みそ：信州みそ＝1：1塩分重量比

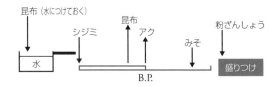

天ぷら

（6人分）

エビ	6尾
アナゴ	2尾
イカ	1杯
にんじん　短冊切り1 cm×4 cm	60 g
生しいたけ	6枚
青じそ	6枚
薄力粉	適量
▶衣	
薄力粉（材料の20〜25%）	
卵 ｝（粉の170〜200%）	
水	
揚げ油	
▶天つゆ	
だし	200㎖
しょうゆ	40㎖
みりん	40㎖
大根	300 g
しょうが	20 g

卵：水＝1：3　容量比
だし：しょうゆ：みりん＝5：1：1容量比
※魚介類はキスやホタテなどでもよい。
※エビの下処理
　背わたと頭をとり，尾を残して
　殻をとる。
　腹側に浅く切り込みを入れる。

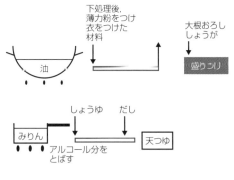

	材料	揚げ温度	揚げ時間
魚介	エビ	180℃前後	1〜1.5分
	アナゴ		4〜5分
	イカ		30〜60秒
野菜	生しいたけ	170℃前後	1〜2分
	青じそ		1〜2分
	にんじん		2〜3分

アジのエスカベーシュ

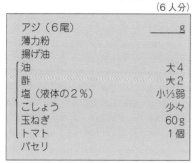

（6人分）

アジ（6尾）	g
薄力粉	
揚げ油	
油	大4
酢	大2
塩（液体の2％）	小⅓弱
こしょう	少々
玉ねぎ	60g
トマト	1個
パセリ	

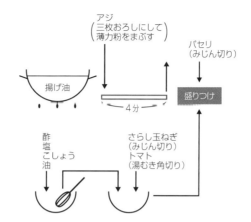

レタスとわかめの酢の物

（6人分）

レタス	300g
水	1ℓ
塩（水の3～4％）	
わかめ（もどしたもの）	100g
シラス干し	30g
みょうが	3個
酢（材料の6～8％）	
塩	（材料の0.8～1％塩分）
しょうゆ	
砂糖（材料の2～3％）	
だし（酢と同容量）	

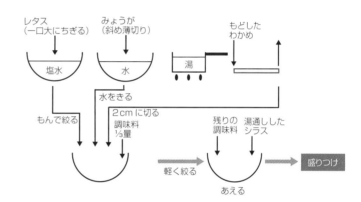

揚げもののいろいろ

エビフライ

エビ（1尾40g）　　1人2尾
170℃／1.5分～
【ポイント】
①背わたをとり，一節を残して
　殻をむく。
②腹側に切れ目を入れ，尾の水
　を出す。
＊タルタルソースなど

アジフライ

アジ（三枚おろし）　1人1尾
170℃／3～4分
【ポイント】
大きい場合は2つに切る。
＊ソース，レモンなど

とんかつ

豚ロース肉　　　　1人100g
170℃／3～4分
【ポイント】
筋切り（42ページ参照）をする
と丸まらない。
＊ソース，練りからしなど

※下味，衣については163ページ参照。

7　あえ物・酢の物・浸し物

7－1　あえ物・酢の物・浸し物の特徴

(1) あえ物・酢の物・浸し物の共通点

　これらの料理には，以下に述べるような六つの共通点がみられる。それぞれが独自の味わいを持ち，和風のサラダともいえるが，その味わいがこまやかで，食卓にくつろぎをかもしだす一品となる。

①具に衣や調味酢を混ぜる際，加熱しない。

②煮物のように味がしみ込まず，具と衣（調味液）が独立している。

③混ぜることで味を作る。

④種類が多彩である。

⑤浸し物以外は，副菜だけでなく前菜にもなる。

⑥材料に共通する物が多い。

(2) あえ物

　あえ物は衣の材料を裏ごししたり，すったり，スピードカッターで磨砕したりして作り，空気を含んだ衣を具に着せるように合わせる。このため，濃厚な味で，小鉢盛りにして，ひと箸ずつ楽しむ料理である。前菜や酢入りのあえ物は約50ｇが適量である。野菜中心のあえ物で，副菜にする場合なら100ｇ程度であろう。下調理した具と衣を合わすタイミングがおいしさの決め手となる。

　1) 具の下調理

①魚介類は塩でしめたり，さっと加熱したりして水分を安定にする。

②野菜は塩で脱水したり，加熱したりして，食感を変える。

③下味を薄くつける。

　2) 衣作りのポイント

①ふんわりとした舌ざわり。

②適度の水分がある濃度。

③調味のバランスのよさ（調味は一般に塩味を控えて，うす甘くする）。

④香味よく。

(3) 酢の物

　酢の物は下調理した材料に調味酢（合わせ酢）をかけたり添えたりして，新鮮な材料のうま味と清涼感を味わう。この一品が献立に加わると，主菜を引き立て，全体の味の調和がはかられる。

　1) 材料の下調理

①材料の水分を安定させ，かたい材料はやわらげ，うすい下味をつける。

表3-15 きゅうり、大根の塩分に及ぼす下調理法の影響

品名	放置時間 (分)	食塩1%		食塩2%	
		振り塩	浸漬	振り塩	浸漬
きゅうり	5	0.53%	0.22%	1.08%	0.48%
大根	5	0.63%	0.28%	1.02%	0.46%
大根	10	0.59%	0.21%	1.15%	0.43%

(浅草すみ・渡辺久子ら「栄養学雑誌」39, p.193, 1981から作表)

・生魚は酢じめを行なう。

・生野菜は軽く塩をして脱水し、適宜絞り、歯ざわりをよくする。

・鶏肉や野菜、海藻は加熱（ゆでるか蒸す）後、裂いたりして冷ます。

表3-15から、塩の浸透量は添加食塩濃度に対して、振り塩では約50%、たて塩（浸漬）では約25%の食塩が含まれる。このことを考慮して、調味酢やあえ衣の塩分のバランスを考える。

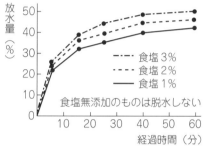

図3-9 塩の使用量ときゅうりの放水量
(松元文子『調理と水』p.26, 家政教育社, 1970から作図)

野菜の細胞の浸透圧
0.85%の食塩溶液（7.65気圧）とほぼ等しい。

②材料と調味酢を合わせる前の材料の酢洗いが重要である。盛りつける直前に行なう。下調理ずみ材料に調味酢の一部をかけて軽く混ぜ、余分な汁気をきる。これを酢洗いといい、下調理の要点である。

③食べる直前に②の材料を器に盛って、調味酢をかけてもよい。または、調味酢で軽く混ぜて、盛ってもよい。

2) 盛りつけ

①盛りつけは小高くする。

②天盛りで味のしめくくりをする。

(4) 浸し物

青菜を味わうのに一番ふさわしいのが浸し物である。70〜100gと量もしっかりある貴重な副菜で、どんな主菜にも合う。キャベツや白菜などの淡色野菜やえのき、しめじ等も適する。

天盛り 調理の味をいっそう引き立て、香りや彩りを添えるために、小高く頂点に少量置くものをいう。

1) 材料の下調理

①野菜類のゆで方（青菜はアクの抜き方）

②水気のきり方

③調味時期（供卓直前に調味）

・切った材料にだし割りしょうゆを少量かけ、軽く混ぜ、適宜絞る。その後残りのだし割りしょうゆをかけ、軽く材料を合わせ、混ぜて味を含ませる。

・浸し物の理解を深める基礎調理については、本書79〜81ページ参照。

『上田フサのおそうざい手ほどき』182〜199ページ参照。

表3-16　あえ物の種類

種類	衣の主材料	衣の材料に対する調味料（%）			相性のよい具
		塩，酒	しょうゆ	砂糖	
白あえ	豆腐（具の50%，絞って使う）白いりごま（具と豆腐の5，6%）	塩とうす口しょうゆ具と豆腐の0.7%塩分（白みそを使うこともある）		具と豆腐の5%だし適量	にんじん，さつま芋，こんにゃく，青菜，ひじき，きのこ類，わらび
白酢あえ	豆腐（具の50%）ごま（具と豆腐の5%）酢（同5%）	0.8〜1.0%塩分		具と豆腐の3〜4%	エビ，イカ，きゅうり，たけのこ，貝類，鶏肉，大根，クラゲ，ふき
ごまあえ	白あるいは黒いりごま（材料の10%）		1〜1.2%塩分	0〜3%だし適量	青菜，白菜，もやし，せり，なす，うど，はす
ごま酢あえ	いり白ごま（材料の10〜20%），酢（同5〜7，8%）	塩としょうゆ1〜1.2%塩分		4〜6%だし適量	きゅうり，きのこ
酢みそあえ	白みそ・赤みそ（材料の1.2〜1.5%塩分），酢（同4〜6%）卵黄（材料500gにつき1個）ねりからし適量	場合により（酒4〜5%）		2〜4%（好みで一部みりんにする）だし適量	アオヤギ，アサリ，イカ，マグロ，サラシクジラ，豚肉，わけぎ，ねぎ，たけのこ，うど，みつば，山菜

表3-17　酢の物の調味酢の種類

調味酢	材料に対する調味（%）				相性のよい材料
	酢	塩分	砂糖	だし	
二杯酢	6	1〜1.2		適量	魚介類
三杯酢	5〜10	1〜2	2〜8	適量	魚介類，鶏肉，野菜類
甘酢	10	1〜1.2	7	適量	野菜，しょうが等甘酢漬け

７－２ 基礎調理

実習テーマ1　きゅうりと塩 （酢の物に使用される具の扱い方の基礎）

目的 ： 酢の物に用いられる生野菜きゅうりの扱い方を理解する。

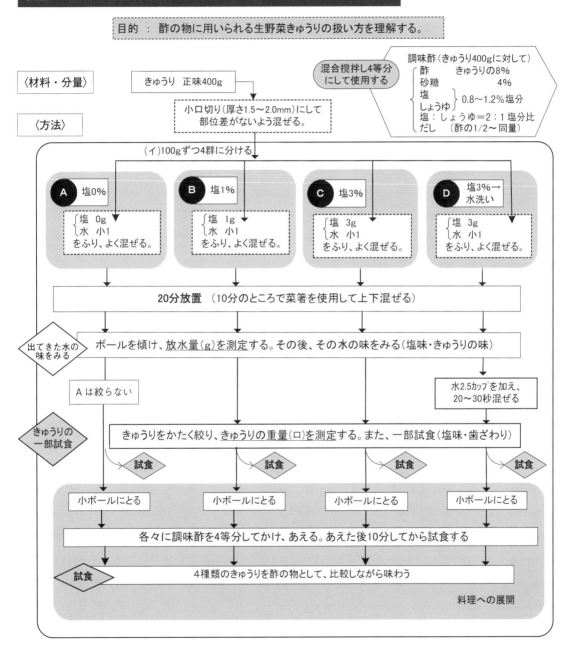

〈材料・分量〉

きゅうり　正味400g

混合撹拌し4等分
にして使用する

調味酢（きゅうり400gに対して）
酢　　　　　きゅうりの8%
砂糖　　　　　　　4%
塩
しょうゆ〕0.8〜1.2%塩分
塩：しょうゆ＝2：1塩分比
だし　（酢の1/2〜同量）

〈方法〉

小口切り（厚さ1.5〜2.0mm）にして
部位差がないよう混ぜる。

（イ）100gずつ4群に分ける

A　塩0%

塩　0g
水　小1
をふり、よく混ぜる。

B　塩1%

塩　1g
水　小1
をふり、よく混ぜる。

C　塩3%

塩　3g
水　小1
をふり、よく混ぜる。

D　塩3%→
水洗い

塩　3g
水　小1
をふり、よく混ぜる。

20分放置 （10分のところで菜箸を使用して上下混ぜる）

出てきた水の
味をみる

ボールを傾け、放水量（g）を測定する。その後、その水の味をみる（塩味・きゅうりの味）

水2.5カップを加え、
20〜30秒混ぜる

A は絞らない

きゅうりの
一部試食

きゅうりをかたく絞り、きゅうりの重量（ロ）を測定する。また、一部試食（塩味・歯ざわり）

試食　　　　　試食　　　　　試食　　　　　試食

小ボールにとる　　小ボールにとる　　小ボールにとる　　小ボールにとる

各々に調味酢を4等分してかけ、あえる。あえた後10分してから試食する

試食　　4種類のきゅうりを酢の物として、比較しながら味わう

料理への展開

〈結果〉

	A	B（標準）	C	D
きゅうりの重量（g）…イ	100	100	100	100
┌ 食塩	0％	1％	3％	3％
└ 水	小さじ1	小さじ1	小さじ1	小さじ1
放置時間	20分	20分	20分	20分
放水量（g）				
放置後の処理	そのまま	かたく絞る	かたく絞る	水洗い後 かたく絞る
処理後のきゅうりの重量（g）…ロ				
重量変化率（%）＝（イ－ロ）／イ×100				
食味の特徴（絞った後） きゅうりの塩味				
食味の特徴（絞った後） きゅうりの口ざわり				
食味の特徴（絞った後） 絞り汁の塩味				
食味の特徴（絞った後） 絞り汁のきゅうりの味				
食味の特徴（あえて10分後） 味				
食味の特徴（あえて10分後） 口ざわり				
食味の特徴（あえて10分後） 好ましい順				

〈ポイント〉

＊きゅうりの厚さを均一にするのはなぜか。

＊きゅうりに食塩をして，しばらくすると水分が出てくるのはなぜか。

実習テーマ2　アジの酢じめ

目的 ： 生魚の酢じめにおける扱い方、および食塩濃度と塩じめ時間の影響を理解する。

〈材料・分量〉

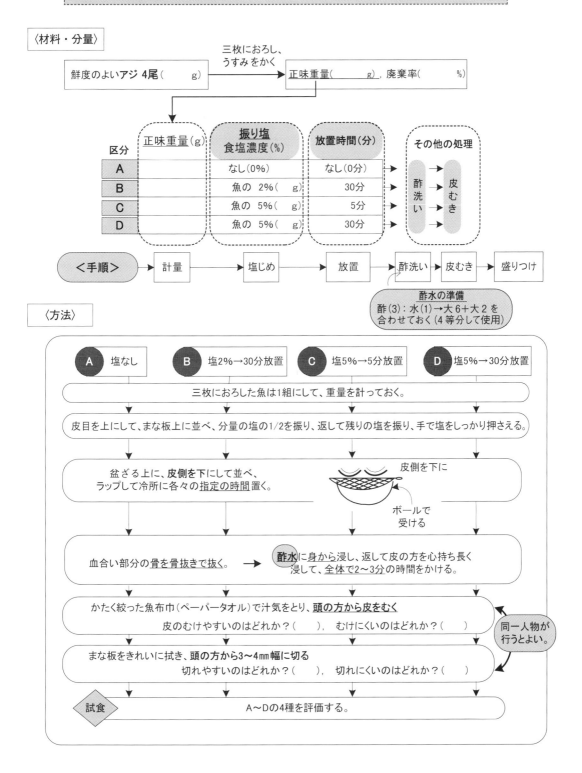

鮮度のよい**アジ 4尾**（　　　g）　→　三枚におろし、うすみをかく　→　正味重量（　　　g），廃棄率（　　　%）

区分	正味重量(g)	振り塩 食塩濃度(%)	放置時間(分)	その他の処理
A		なし(0%)	なし(0分)	酢洗い→皮むき
B		魚の 2%(　g)	30分	
C		魚の 5%(　g)	5分	
D		魚の 5%(　g)	30分	

＜手順＞　→　計量　→　塩じめ　→　放置　→　酢洗い　→　皮むき　→　盛りつけ

酢水の準備
酢(3)：水(1)→大6＋大2 を合わせておく(4等分して使用)

〈方法〉

| Ⓐ 塩なし | Ⓑ 塩2%→30分放置 | Ⓒ 塩5%→5分放置 | Ⓓ 塩5%→30分放置 |

三枚におろした魚は1組にして、重量を計っておく。

皮目を上にして、まな板上に並べ、分量の塩の1/2を振り、返して残りの塩を振り、手で塩をしっかり押さえる。

盆ざる上に、**皮側を下にして並べ**、ラップして冷所に各々の指定の時間置く。　　皮側を下に
　　　　　　　　　　　　　　　　　　　　　　　　　　　　　　　ボールで受ける

血合い部分の骨を骨抜きで抜く。　→　酢水に身から浸し、返して皮の方を心持ち長く浸して、全体で2〜3分の時間をかける。

かたく絞った魚布巾（ペーパータオル）で汁気をとり、**頭の方から皮をむく**
　　皮のむけやすいのはどれか？（　　）， むけにくいのはどれか？（　　）

まな板をきれいに拭き、頭の方から**3〜4mm幅に切る**
　　切れやすいのはどれか？（　　）， 切れにくいのはどれか？（　　）

同一人物が行うとよい。

◇試食　　A〜Dの4種を評価する。

〈結果〉

	A	B	C	D
アジの正味重量（ g ）				
食塩濃度（%）・重量（ g ）	0 %	2 % （　　g）	5 % （　　g）	5 % （　　g）
放置時間（分）	0	30	5	30
酢水の浸漬時間（分，秒）				
皮のむけやすさ				
切れやすさ				
食味の特徴　生臭みの強い順				
歯ざわりがしまっている順				
塩味の強い順				

〈ポイント〉

＊アジときゅうりの酢の物に適した処理はどれか。

実習テーマ3　ごま酢あえ

目的 ： ごまのいり加減とすり加減を比較し、ごま酢あえの衣に適する方法を考察する。

〈材料・分量〉

基本分量

（　材料200gに対して　）
いりごま　材料の10%　20g
塩　材料の1%　　　　2g
（濃い口しょうゆ 1～2滴）
砂糖　材料の5%　　　10g
酢　材料の6～7%　　大1
（だし　　　　　　　大1）

市販いりごまは
黒（20g）
白（20g×3＝60g）
を用意する。

区分	ごまの種類	ごまの処理	する時間
あ	黒いりごま20g	そのまま	20秒
い	白いりごま20g	そのまま	20秒
う	白いりごま20g	50秒からいり	20秒
え	白いりごま20g	50秒からいり	2分

〈方法〉

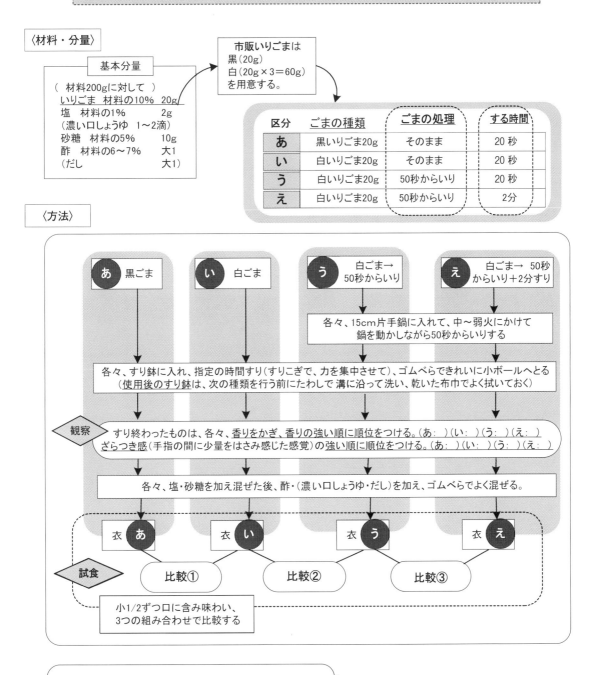

備考：白ごまと黒ごまはどのように使い分けたらよいか？
　　　からいりしたごまは熱いうちにする。

〈結果〉

	あ	い	う	え
ごまの種類	黒いりごま	白いりごま	白いりごま	白いりごま
ごまの処理	そのまま	そのまま	50秒からいり	50秒からいり
する時間（分，秒）	20秒	20秒	20秒	2分
香りの強い順				
ざらつき感の強い順				

《比較》

	香りのよい方は？	なめらかな方は？
① （あ）と（い）	あ（　　人）い（　　人）	あ（　　人）い（　　人）
② （い）と（う）	い（　　人）う（　　人）	い（　　人）う（　　人）
③ （う）と（え）	う（　　人）え（　　人）	う（　　人）え（　　人）

〈ポイント〉

＊ごま酢あえの衣として，どの方法が適しているか。

7-3 応用献立

献立例 1

サケずし／けんちん汁
ほうれん草のお浸し

献立例 2

しめじごはん／すまし汁
アジのたたき
長芋の含め煮（☞87ページ）
マグロのぬた

サケずし

（6人分）

精白米		400 g
水（米の130%）		
酒		大1
昆布		
A	酢 （米の12%）	大3強
	砂糖（米の1〜2%）	
	塩 （米の0.8〜1.2%）	
塩サケ（すし飯の20%）		
青しそ（すし飯の2%）		
しょうが（すし飯の3%）		

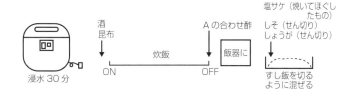

けんちん汁

（6人分）

大根	150 g
にんじん	100 g
ごぼう	50 g
里芋	100 g
もめん豆腐	150 g
ねぎ	50 g
油（里芋とねぎを除いた具の3%）	大1
だし	1100㎖
塩	（だしの0.6%塩分）
しょうゆ	
七味とうがらし	

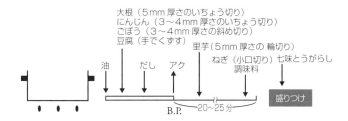

ほうれん草のお浸し

（6人分）

ほうれん草	600 g
しょうゆ（ほうれん草の0.8%塩分）	
だし（しょうゆの3倍容量）	
糸かつおぶし	

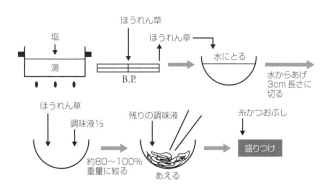

しめじごはん

（6人分）

精白米	300 g
水	（米の130%）
しめじのつけ汁	
しめじ	150〜200 g
酒	大1
うす口しょうゆ（米の1〜1.5%塩分）	

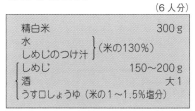

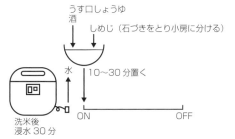

※うす口しょうゆは塩としょうゆでもよい。

すまし汁
（しめ卵・エビ・しいたけ・貝割れ菜・ゆず）
（6人分）

だし（一番）	900mℓ	
塩		（だしの0.5〜0.8％塩分）
しょうゆ		
エビ	6尾	
湯	600mℓ	
塩	少々	
酢	大1	
▶しめ卵		
卵	5個	
だし（二番）	800mℓ	
塩（だしの0.3％）		
生しいたけ	6枚	
貝割れ菜	½パック	
ゆず		

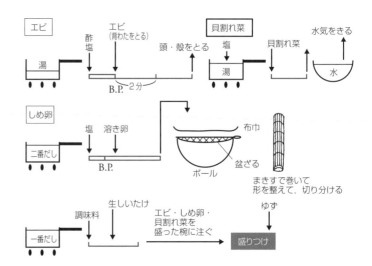

アジのたたき
（6人分）

アジ	6尾
しょうが	30g
青ねぎ	1本
青じそ	10枚

※アジは，イワシなどでも代用できる。

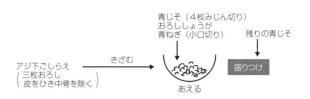

マグロのぬた
（6人分）

マグロ	240g	
しょうゆ	小½	
酒	小½	約500g
わけぎ	180g	
しょうゆ	小1	
酒	小1	
うど	60g	
しょうゆ	小½	
酢	小½	
桜みそ（9％塩分）（材料の1〜1.5％塩分）		
だし		
砂糖（みその20％）		
酒	小1	
卵黄	1個	
酢（材料の6％）	大2	
練りからし	小1	

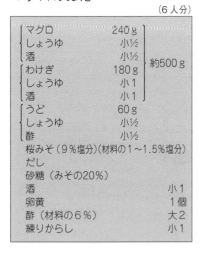

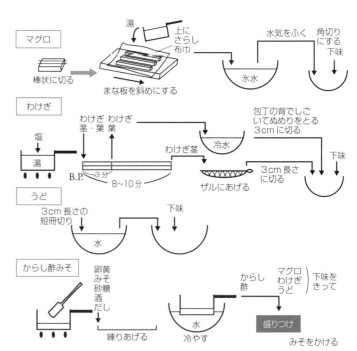

8 寄せ物

8-1 寄せ物の特徴

(1) 寄せ物とは

寄せ物はゼラチン，寒天，カラギーナン，卵，でんぷん等のゾルに，ほかの材料を加えてから，ゲル化させてかためる手法をいう。

表3-18 主な凝固材料の調理特性

ゲル化材料		動物性	植物性			
		ゼラチン	寒天	カラギーナン* （κ-カラギーナン）	高メトキシ(HM)ペクチン	低メトキシ(LM)ペクチン
					ペクチン	
成分		たんぱく質	多糖類		多糖類	
		アミノ酸が細長い鎖状に並んだもの	ガラクトースとその誘導体が細長く鎖状に並んだもの		ガラクツロン酸の誘導体が細長い鎖状に並んだもの	
原料		主に牛，豚の骨，皮	紅藻（テングサ類）	紅藻（スギノリ類）	果実（柑橘類，リンゴ等），野菜	
抽出方法		熱水抽出				
製品の形状		粉末状，粒状，板状	棒状，糸状，粉状	粉状	粉状	
溶解の下準備		水に浸して膨潤させる	水に浸して吸水させる	水に浸して膨潤または砂糖とよく混合しておく	水に浸して膨潤または砂糖とよく混合しておく	
溶解温度		40～50℃（湯煎）	90～100℃	70℃	90～100℃	
ゲル化の条件	濃度	2～4%	0.5～1.5%	0.5～1.5%	0.5～1.5%	
	温度	要冷蔵（5～10℃）	室温（28～35℃）	室温（37～45℃）	加熱してゲル化 室温でやや固くなる	室温でゲル化
	酸の影響	酸にやや弱い （pH4～）	酸にかなり弱い （pH4.5～）	酸にやや強い （pH3.2～）	酸がなければゲル化しない（pH2.7～3.4）	酸にやや強い （pH3.2～6.8）
	その他	たんぱく質分解酵素を含まないこと		種類によってカリウムやたんぱく質によりゲル化	多量の砂糖 （55～70%）	カルシウムなど（ペクチンの1.5～3.0%）
ゲルの特性	口当たり	やわらかく独特の粘りをもつ 滑らかで口溶けがよい	粘りがなくもろいつるんとした喉ごし	やわらかく粘弾性をもつ	かなり弾力性をもつ	粘りと弾力性をもつ
	保水性	保水性が高い	離漿しやすい	やや離漿する	最適条件から外れると離漿する	
	熱安定性	夏期に崩れやすい 融解温度 20～25℃	室温で安定 融解温度 85℃以上	室温で安定 融解温度 60～65℃	室温で安定	
	冷凍安定	冷凍できない	冷凍できない	冷凍保存できる	冷凍保存できる	
	消化吸収	消化吸収される	消化されない	消化されない	消化されない	

注)*カラギーナンにはκ-カラギーナン，ι-カラギーナン，λ-カラギーナンがある。ゲル化能があるのは，κ，ι-タイプ（κの方がゲル化能が強い）。デザートゼリーに用いられるのは，主としてκ-カラギーナン。

（渕上倫子編著『調理学』朝倉書店，2007, p.149より一部改変）

表3-19 豆乳・卵・でんぷんによる寄せ物

基本材料名 主原料	種類	使用濃度 （%）	特性	溶解，凝固（ゲル化）， 融解等	ゲルの性状	調理例
豆乳 ①硫酸カルシウム， ②グルコノデルタラクトン等		豆乳固形分濃度 5～10	凝固剤の用意①②	豆乳温度70～80℃で①を0.2～0.6%， 豆乳温度80～90℃で②を0.3%	もめん豆腐（ざらつき，しまった感じ） 絹豆腐（やわらかい，なめらか）	もめん豆腐 絹豆腐 ごま入り寄せ豆腐
卵		20～50	Na⁺あるいはCa²⁺で強くゲル化	蒸し，湯煎温度が90℃前後，1人分量なら15分前後でゲル化	卵濃度が増すほど，かたくなり，離漿少なく，保形性：大	茶わん蒸し 空也蒸し 卵豆腐 カスタードプディング
でんぷん	くず コーンスターチ	7～8～ 10 15～ 17～20	液体等と懸濁し，撹拌加熱	でんぷんが糊化した後も充分撹拌加熱が必要	粘弾性がある 加熱不足：離漿量多く，老化しやすい。冷蔵が長くなると老化し，もろくなる	くるみ豆腐 ごま豆腐 ブラマンジェ（英国式）

根茎でんぷん　地下でんぷんともいう。じゃが芋，さつま芋，くずでんぷんなど。

種実でんぷん　地上でんぷんともいう。コーンスターチ，小麦，米でんぷんなど。

　表3-18は寄せ物に使われる基本となる材料の使用濃度や溶解，ゲル化，融解温度と形成されるゲルの性状，食感を示した。この基本となる材料や混合する材料によって，外観やテクスチャー，風味の異なる寄せ物ができる。ゾルを流す型（容器）によって，さまざまな形のゲルが得られる。砂糖のかわりにダイエットシュガーを用いれば，熱量の少ないデザートを楽しむことができるが，杏仁豆腐等のシロップは人工甘味料を使うと，ゼリーがうまく浮き上がらない。また，ジャムやママレード作りにはペクチン0.5〜1.5％，pH3.0〜3.5，糖濃度65％（50〜70％）であるのが望ましいので，砂糖の使用が目的にかなう。そのため，砂糖濃度を30〜40％程度に落とす場合は，短期間に食べられる量を作り，冷蔵保管することが必要である。また，使用するくだものは，適熟果がよく，未熟果，過熟果，追熟果はゼリー形成能が劣るため，ペクチンの添加が必要である。近年では，高圧加圧（400〜600MPa）法による低糖度（40°ブリックス比重計）のチルドジャムが開発され，色・風味がよいので，需要が増大している。これらの原料を各自調べてみよう。

表3-20　粒状ゼラチンの凝固・融解温度，砂糖濃度とゼリーの物性

ゼラチン濃度（％）	凝固温度（℃）	融解温度（℃）	砂糖濃度（％）〈ゼラチン濃度は4％一定〉	硬度（200mg/c㎡）	弾力（％）
2	3.2	20.0	0	24.9	8.77
3	8.0	23.5	10	24.7	8.31
4	10.5	25.0	20	25.9	10.93
5	13.5	26.5	25	38.0	12.45

（竹林やゑ子・幅玲子「家政誌」12，p.108，1961から作表）

表3-21　砂糖添加の寒天溶液の凝固温度と寒天ゲルのゼリー強度（寒天濃度1g/100mℓ）

砂糖濃度（％）	凝固開始温度（℃）	凝固温度（℃）	ゼリー強度（dyne/c㎡）
0	40〜37	33	2.2×10^5
20	40〜37	33	3.1×10^5
40	42〜39	36	4.2×10^5
60	44〜41	39	5.7×10^5

（中濱信子「家政誌」17，p.179，1966から作表）

表3-22　ごま豆腐におけるすりごまの添加量の影響

配合・測定項目		ごま豆腐A	ごま豆腐B	ごま豆腐C
配合　くずでんぷん	（g）	60	60	60
すりごま	（g）	40	60	80
NaCl	（g）	1	1	1
水	（g）	620	600	585
仕上がりくず濃度	（％）	12.6	12.2	12.4
仕上がりごま濃度	（％）	8.4	12.2	16.5
官能検査　　風味の強い順		24（1番弱い）	16	8（1番強い）
（順位合計値）　コシの強い順		22（1番弱い）	11（1番強い）	15

（村田安代・池上茂了・松元文子「家政誌」25，p.601，1974から作表）

8-2　基礎調理

実習テーマ1　オレンジゼリー

目的 ： 寒天（テングサが原料）とゼラチン（動物の骨・皮が原料）を用いたゼリーの比較
　　　両者のゲル化剤の扱い方、相違や特徴を知る。

〈材料・分量〉

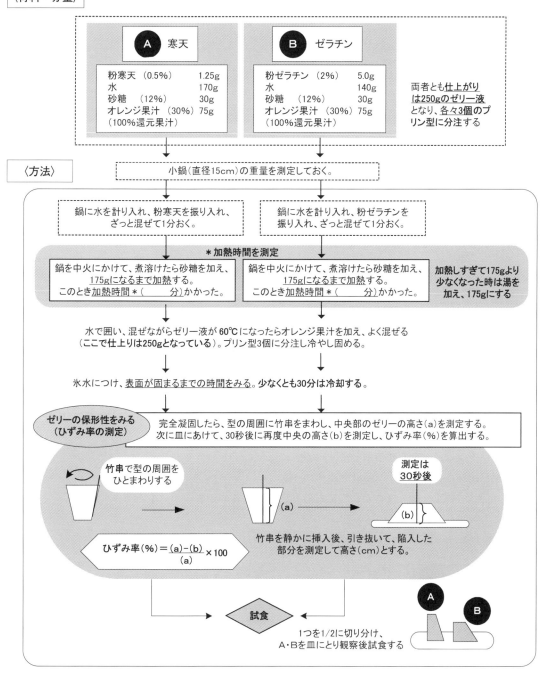

Ⓐ　寒天

粉寒天　（0.5%）	1.25g
水	170g
砂糖　（12%）	30g
オレンジ果汁（30%）	75g
（100%還元果汁）	

Ⓑ　ゼラチン

粉ゼラチン　（2%）	5.0g
水	140g
砂糖　（12%）	30g
オレンジ果汁（30%）	75g
（100%還元果汁）	

両者とも仕上がり
は250gのゼリー液
となり、各々3個のプ
リン型に分注する

〈方法〉

小鍋（直径15cm）の重量を測定しておく。

鍋に水を計り入れ、粉寒天を振り入れ、ざっと混ぜて1分おく。

鍋に水を計り入れ、粉ゼラチンを振り入れ、ざっと混ぜて1分おく。

＊加熱時間を測定

鍋を中火にかけて、煮溶けたら砂糖を加え、175gになるまで加熱する。このとき加熱時間＊（　　　分）かかった。

鍋を中火にかけて、煮溶けたら砂糖を加え、175gになるまで加熱する。このとき加熱時間＊（　　　分）かかった。

加熱しすぎて175gより少なくなった時は湯を加え、175gにする

水で囲い、混ぜながらゼリー液が60℃になったらオレンジ果汁を加え、よく混ぜる（ここで仕上りは250gとなっている）。プリン型3個に分注し冷やし固める。

氷水につけ、表面が固まるまでの時間をみる。少なくとも30分は冷却する。

ゼリーの保形性をみる（ひずみ率の測定）

完全凝固したら、型の周囲に竹串をまわし、中央部のゼリーの高さ（a）を測定する。次に皿にあけて、30秒後に再度中央の高さ（b）を測定し、ひずみ率（%）を算出する。

竹串で型の周囲をひとまわりする

測定は30秒後

竹串を静かに挿入後、引き抜いて、陥入した部分を測定して高さ（cm）とする。

$$ひずみ率（\%）＝\frac{(a)-(b)}{(a)}\times100$$

試食

1つを1/2に切り分け、A・Bを皿にとり観察後試食する

〈結果〉

	A	B
寒天・ゼラチン濃度（%）		
砂糖濃度（%）		
果汁（%）		
175 g になるまでの加熱時間（分，秒）		
表面が固まるまでの時間（分）		
氷水に放置した時間（分）		
ひずみ率（%）（3 個の平均値）		
食味の特徴（適するほうへ○印）　かたいのは？		
甘いのは？		
口どけのよいのは？		
もろいのは？		
プルンプルンしているのは？		
甘味が好ましいのは？		
全体として好ましいのは？		
食べての感想		

〈ポイント〉

＊寒天とゼラチンは，どちらが溶解しやすいか。

＊寒天とゼラチンは，どちらがゲル化しやすいか。

＊果汁入りゼリーの果汁は，液体が何℃になったとき加えるのがよいか，またその理由を考える。

オレンジゼリー

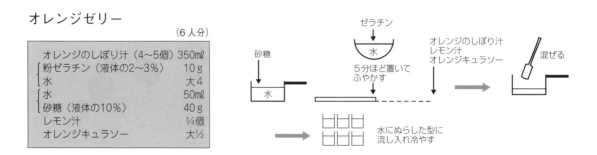

（6人分）

オレンジのしぼり汁（4〜5個）	350 mℓ
粉ゼラチン（液体の2〜3%）	10 g
水	大4
水	50 mℓ
砂糖（液体の10%）	40 g
レモン汁	¼個
オレンジキュラソー	大½

8-3　応用献立

献立例1

白飯／酸辣湯（スワンラータン）または西紅柿蛋花湯（シーホンシータンホアタン）

チンゲン菜のクリーム煮

餃子（ジャオズ）（水餃子（スイジャオズ）・鍋貼（グオティエ））

ワインゼリーまたはグレープゼリー

酸辣湯（スワンラータン）

	（6人分）
鶏のささ身	60g
酒	小1
しょうが汁	小1/3
片栗粉	小1/2
干ししいたけ	3枚
きくらげ	3枚
たけのこ	50g
きぬごし豆腐	100g
卵	50g
みつば	10g
中華スープ	900mℓ
酒	大1
塩	（中華スープの0.6%塩分）
しょうゆ	
片栗粉（汁の1%）	大1
水	大2
酢	大1
こしょう	少々

西紅柿蛋花湯（シーホンシータンホアタン）

	（6人分）
玉ねぎ	150g
トマト（完熟）	2個
卵	2個
油	大1
水	800mℓ
干しエビ	大2
酒	大2
塩（液体の0.6～0.8%塩分）	
こしょう	少々

チンゲン菜のクリーム煮

	（6人分）
チンゲン菜	400g
ロースハム	2枚
油（材料の8～10%）	大3
中華スープ	100mℓ
牛乳	200mℓ
酒	大1
塩（野菜の0.8%）	小1/2
片栗粉	大1/2
水	大1

献立例2

白飯／焼きなすのみそ汁

ごま豆腐

刺し身

里芋と菊菜の炊き合わせ

きゅうりとくらげとにんじんのごま酢あえ

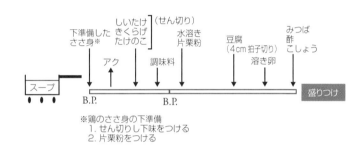

※鶏のささ身の下準備
1. せん切りし下味をつける
2. 片栗粉をつける

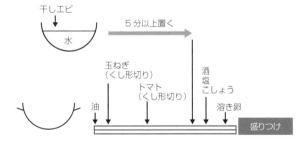

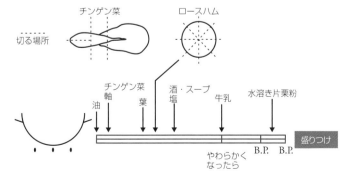

餃子
<ruby>餃<rt>ジャオ</rt>子<rt>ズ</rt></ruby>

（24個分）

強力粉	200 g
熱湯（粉の60%）	120 g
▶**肉あん**	
豚ひき肉	150 g
キャベツ	300 g→180 g
しょうが汁	少々
ねぎ	10㎝
春雨	5 g→25 g
干ししいたけ	1枚
しょうゆ（材料の1.2%塩分）	大1⅓
酒	大1
ごま油	小2

水餃子（<ruby>水餃子<rt>スイジャオズ</rt></ruby>）
焼餃子（<ruby>鍋貼<rt>グオティエ</rt></ruby>）
焼餃子の時は油大1，熱湯½カップを使用する

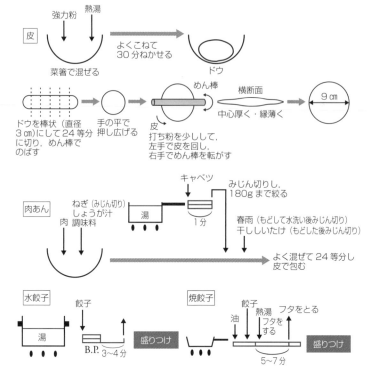

ワインゼリー

（6人分）

混合カラギーナン（液体の3%）	8～12 g
砂糖（液体の15～20%）	75 g
水	300㎖
赤ワイン	90㎖
レモン汁	大1

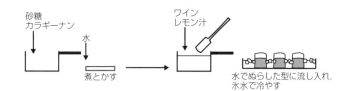

グレープゼリー

（6人分）

混合カラギーナン（液体の2.5%）	10 g
砂糖（液体の10%）	40 g
グレープジュース	400㎖
レモン汁	大1

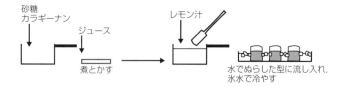

焼きなすのみそ汁

（6人分）

だし	900㎖
なす（小）	6個
八丁みそ（だしの0.6～0.8%塩分）	
水からし	

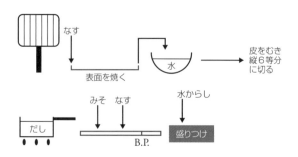

ごま豆腐

（6人分）

	あたりごま	60g
a	くず	60g
	昆布だし	600㎖
	酒	大2
	塩	小¼
▶かけ汁		
	だし	150㎖
	しょうゆ	大2
	みりん	大1
	わさび	

だし：しょうゆ：みりん＝5：1：0.5容量比

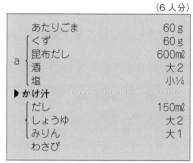

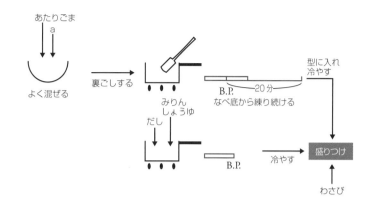

刺し身

（6人分）

マグロ	300g
スルメイカ（1杯）	100g
大根	100g
青じそ（6枚）	
紅たで	20g
わさび	

盛りつけ：敷妻を皿の中央より上に置き，刺身を盛り，飾り妻を置いて，右手前にわさびを添える。
※刺し身の切り方は193ページ参照。

里芋と菊菜の炊き合わせ

（6人分）

里芋		700g
だし（芋の100%）		700g
酒		大1
砂糖	（芋の5%糖分）	大2½
みりん		大2
塩	（芋の1%塩分）	小⅔
しょうゆ		小2
春菊		200g
だし		150㎖
しょうゆ（春菊の1%塩分）		小2
みりん（春菊の1%糖分）		小1
ゆず		

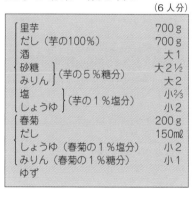

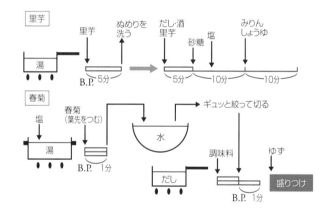

きゅうりとくらげとにんじんのごま酢あえ

（6人分）

きゅうり	2本	200g
塩（きゅうりの1%）		小⅓
にんじん		60g
塩		少々
生しいたけ	6枚	100g
糖水（水の3%糖分）		
塩くらげ（もどしたもの）		40g
▶ごま酢		
いりごま（白）（材料の10%）		40g
砂糖（材料の5%）		大2強
塩	（材料の0.8～1%塩分）	小2
しょうゆ		
酢（材料の4%）		大1強

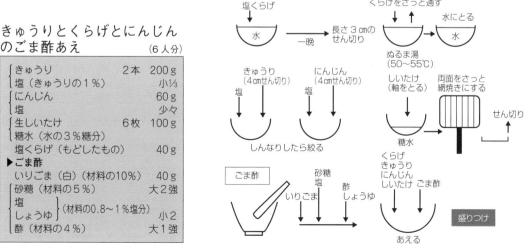

わが国の行事・通過儀礼と食

行事食は古き時代の人々の知恵によって生まれ，時代の流れとともに変遷し，今日に至っている。地域，各家庭に伝わる食文化をあなたはいかに受けとめますか。

年中行事（色文字は五節句）と食

月　日	年中行事の名称	供される食べ物等や行事内容
1月1日（祝）	元旦	おせち料理，屠蘇（とそ）酒，雑煮
1月7日	七草，人日（じんじつ）の節句	七草がゆを食べて無病息災を祈る（せり，なずな，ごぎょう，はこべら，ほとけのざ，すずな，すずしろ）
1月11日	鏡開き	汁粉（鏡もちを砕いて小豆汁粉にする）
1月第2月曜日	成人の日	
1月15日	小正月（女正月）	あずきがゆ，繭玉だんご
2月3日または2日, 4日	節分（鬼やらい）（日取りは立春の前日）	煎り豆（自分の年の数だけ食べ，疫病，災厄を防ぐ）
3月3日	桃の節句，雛祭り，上巳（じょうし）の節句	白酒，草もち，ひしもち，ちらし寿司，ハマグリの潮汁など
3月20日頃	春分の日（彼岸の中日）	ぼたもち，彼岸だんご，精進料理など
5月5日（祝）	端午の節句，子供の日	ちまき，かしわもち，菖蒲酒（しょうぶざけ）。菖蒲湯
7月7日	七夕祭り，七夕（しちせき）の節句	そうめん・うどん・まんじゅう
7月下旬	土用の丑の日	夏の土用の頃，夏バテ対策で身体に力をつける目的でウナギを食べるが，江戸時代からの習慣
8月13〜16日	お盆（盂蘭盆会（うらぼんえ））	精進料理
9月9日	重陽（ちょうよう）の節句（菊の節句）	陽の数である9を重ねる意。もとは邪気払い，長寿を願って菊花を浮かべた酒を飲んだ中国の行事から
旧暦8月15日	十五夜（お月見，中秋の名月）	月見だんご，枝豆，芋，栗など
9月第3月曜日	敬老の日	
9月22日頃	秋分の日（お彼岸の中日）	おはぎ，春分の日に準じる
11月15日	七・五・三	子どもの成長を祝う。千歳あめ
12月22日頃	冬至	かぼちゃ，けんちん汁など。柚子湯
12月25日	クリスマス（キリストの降誕祭）	クリスマス料理，ケーキ
12月31日	大晦日	年越しそば，年越し料理

通過儀礼とは

人の一生に経験する，誕生・成年・結婚などの儀礼・習俗である。人が集まるので共食を伴ったが，慣習による規制を受けることはあっても，通過儀礼の主催者は家であり，提供される食べ物は年中行事ほど固定的なものではない。

誕生	産飯（うぶめし）
お七夜（名づけ祝い）	赤ちゃんが生まれて7日目「命名」のお祝い，赤飯
お宮参り	生後1カ月頃の行事，赤飯，紅白もち，カツオ節
お食い初め	生後100, 110, 120日頃に祝い膳を調え，食べさせる真似をする。赤飯，尾頭つきの魚
初節句	生まれて初めて迎える節句，一升もち
七五三	千歳あめ
誕生日，入学・卒業・就職祝い，成人式，結婚，出産	
長寿祝い：還暦（60歳），古希（70歳），喜寿（77歳），傘寿（さんじゅ）（80歳），米寿（88歳），卒寿（そつじゅ）（90歳），白寿（はくじゅ）（99歳），百寿（ももじゅまたはひゃくじゅ）（100歳）など	

季節の献立例（春の一汁三菜）

たけのこごはん（飯）

若竹汁またはハマグリの潮汁（☞124ページ）（汁物）

鶏肉の鍋照り焼き（焼き物）

若竹煮（煮物）

アスパラガスのお浸し（あえ物）

桜もち（甘味）

たけのこごはん

（6人分）

精白米	400g
水 ⎫ ⎬（米の130%） 酒 ⎭	大2
塩 ⎫ ⎬（米の1.2〜1.5%塩分） しょうゆ ⎭	
ゆでたけのこ※	150g
油揚げ	1枚
木の芽	12枚

※たけのこのゆで方は186ページ参照。

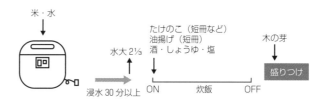

若竹汁

（6人分）

ゆでたけのこ	180g
生わかめ	60g
だし	900ml
塩 ⎫ ⎬（だしの0.6〜0.7%塩分） しょうゆ ⎭	小1
木の芽	6枚

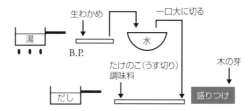

鶏肉の鍋照り焼き

（6人分）

⎧ 鶏もも肉	600g
⎪ 塩（肉の0〜0.5%塩分）	
⎩ 油（肉の2〜5%）	
⎧ しょうゆ（肉の1.2〜1.5%塩分）	
⎨ みりん	
⎩ 酒	
⎧ ししとう	12個
⎨ 油	
⎩ 塩	少々

※しょうゆ，みりん，酒は同容量。

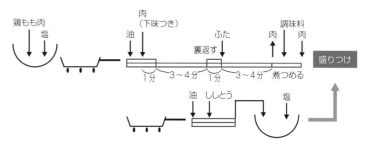

若竹煮

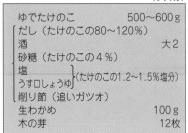

	（6人分）
ゆでたけのこ	500〜600 g
だし（たけのこの80〜120%）	
酒	大2
砂糖（たけのこの4%）	
塩	
うす口しょうゆ	（たけのこの1.2〜1.5%塩分）
削り節（追いガツオ）	
生わかめ	100 g
木の芽	12枚

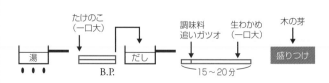

アスパラガスのお浸し

	（6人分）
アスパラガス※	500 g
しょうゆ（材料の0.8〜1%塩分）	
だし（しょうゆの3倍容量）	
糸ガツオ	3 g

※アスパラガスの下処理は83ページ参照。

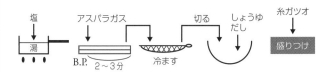

桜もち

	（6個分）
道明寺糒（ほしい）	100 g
微温湯※（40〜60℃）	110 ml
食紅	少量
砂糖	大2
あずきあん（こしあん）	150 g
桜の葉（塩漬け）	6枚

※電子レンジの場合，微温湯130 ml。ラップをぴったりとかけ，600 W / 3〜4分加熱（134ページ赤飯参照）。ラップをしたまま5分蒸らす。

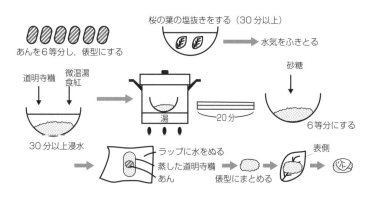

たけのこのゆで方

たけのこ	1〜2本
水	2 ℓ
米ぬか	1カップ

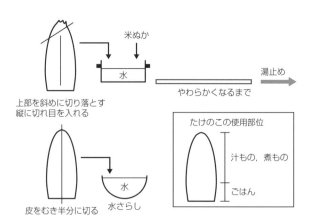

すしのいろいろ

ちらしずし

（6人分）

すし飯		米500g分
中に混ぜる具	かんぴょう（煮）	100g
	しいたけ（煮）	5枚
	にんじん（煮）	60g
	アナゴ（焼）	1本 100g
	みつば（茹）	30g
	酢ばす	60g

外に飾る具	そぼろ	大6
	さやえんどう（茹）	30g
	薄焼き卵	3個分
	芝エビ	150g→100g
	甘酢しょうが	15g
	焼きのり	2枚

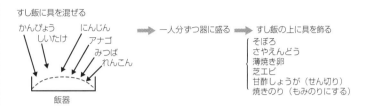

すし飯に具を混ぜる
かんぴょう　にんじん
しいたけ　アナゴ
みつば
れんこん

➡ 一人分ずつ器に盛る ➡ すし飯の上に具を飾る
そぼろ
さやえんどう
薄焼き卵
芝エビ
甘酢しょうが（せん切り）
焼きのり（もみのりにする）

飯器

巻きずし（細巻き）

（1本分）

すし飯	60～70g
かんぴょう（煮）	20g
のり	½枚

※きゅうり⅙本，マグロ40gでもよい。

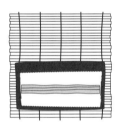

①まきすに，長辺を半分に切ったのりを裏側を上にして置く。
②のりの向こう側を1.5～2cm残して，すし飯を平らに広げる。
③具はすし飯の中央にのせる。
④のりをまきすごと持ち上げ，具を指先で軽くおさえて巻く。

巻きずし（中巻き）

（1本分）

すし飯	250g
かんぴょう（煮）	50g
干ししいたけ（煮）	2枚
そぼろ	大1
卵焼き※	卵½個分
みつば（ゆで）	20g
のり	1枚

※卵焼きは38ページ参照。

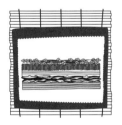

①まきすにのりを横長に裏側を上にして置く。
②のりの向こう側を2cmずつあけてすし飯を平らに広げる。
③すし飯の中央⅓くらいの幅に手前から，かんぴょう，しいたけ，卵焼き，そぼろ，みつばの順に並べる。
④具を指先で軽くおさえてから，まきすの手前を起こして一気に深く巻き込み，軽くおさえて形を整える。

いなりずし

（6個分）

すし飯	40g×6
白ごま（いり）	大½
油揚げ	3枚
だし	150mℓ～
砂糖	（油揚げの20～25%糖分）
みりん	
しょうゆ	（油揚げの3%塩分）

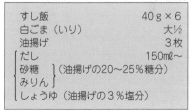

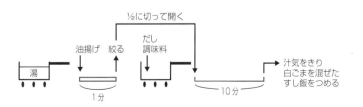

½に切って開く

油揚げ　絞る
だし
調味料

湯

1分

10分

汁気をきり
白ごまを混ぜた
すし飯をつめる

すし飯と具

すし飯

精白米	500 g
水　（米の130％重量）	
酒	大2
昆布	10 g
A ｛酢（米の12〜15％）	大4〜5
砂糖（米の2〜5％）	大1強〜大2½
塩（米の1〜1.5％）	小⅚〜小1¼

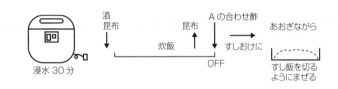

かんぴょう・干ししいたけの煮物

かんぴょう	15 g→100 g
干ししいたけ	5枚→70 g
だし	300㎖
砂糖 ｛もどしたかんぴょうと	大2
みりん ｛干ししいたけの15％糖分	大1¼
しょうゆ ｛もどしたかんぴょうと　干ししいたけの3％塩分	大1⅔

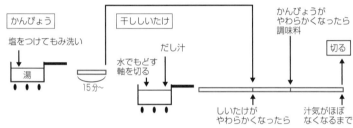

にんじん

にんじん	60 g
だし	100㎖
砂糖（にんじんの5％）	小1
塩（にんじんの1％）	
しょうゆ	少々

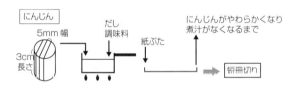

アナゴ

開きアナゴ	1本	100 g
しょうゆ（アナゴの4％塩分）		大2
酒		大2
みりん		大2

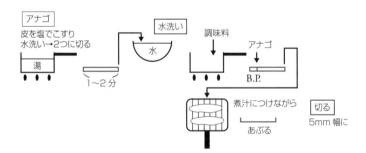

れんこん

れんこん	60 g
酢（れんこんの25%）	大1
水（酢と同量）	大1
砂糖（15%）	大1
塩（2.5%塩分）	

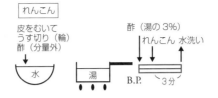
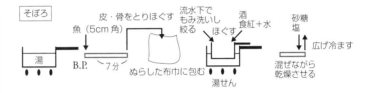

そぼろ

白身魚（オヒョウなど）	100 g
食紅＋水	少々
酒	大1
砂糖（5%）	大½強
塩（0.8%塩分）	

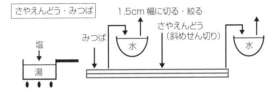

さやえんどう・みつば

さやえんどう・みつば	各30 g
湯	300㎖
塩（湯の1%塩分）	

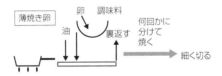

薄焼き卵

卵	3個 150 g
塩（0.3%塩分）	
砂糖（2%）	小1
油	

芝エビ

芝エビ	150 g →100 g
砂糖（3%）	小1
酢（5%）	小1

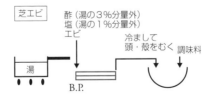

189

おせち料理

祝い肴・初の重（口取り）	数の子　黒豆　田作り　栗きんとんなど
二の重（焼き物）	南蛮漬け　松風焼き　幽庵焼き　紅白なます　菊花蕪など
三の重（煮物）	いりどりなど

数の子

（6人分）

数の子	300 g
水	
だし	½カップ
しょうゆ	大 1½
みりん	大 1½
カツオ節	

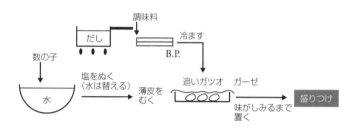

黒豆

（6人分）

黒豆	1カップ	150 g
水（豆の4倍重量）		600㎖
砂糖（豆の50〜80%）		120 g
塩	（豆の1.5%塩分）	ミニ1強
しょうゆ		小1強

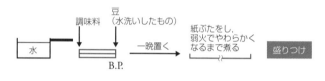

田作り

（6人分）

カタクチイワシ	30 g
酒	大 1〜2
砂糖（カタクチイワシの20%）	6 g
しょうゆ（カタクチイワシの3%塩分）	小1

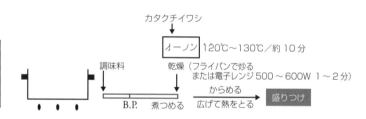

栗きんとん

（6人分）

さつま芋	200 g
水	
くちなし	1個
砂糖	（芋の50%糖分）
みりん	
栗の甘煮汁	
栗の甘煮	6〜12個

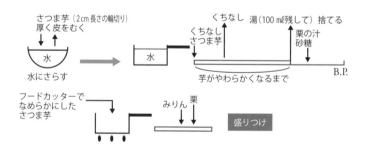

※芋のアクが気になるときは，一度ゆでこぼす。

鶏松風焼き

(6人分)

鶏ひき肉	200g
桜みそ（肉の1.2〜1.5％塩分）	
砂糖（肉の8〜10％）	大2強
みりん	小2
酒	小1
卵	1個
生パン粉（肉の15％）	30g
けしの実	小1

※信州みそ（12％塩分）の場合は，20〜25g。

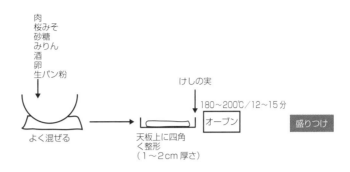

エビのうま煮

(6人分)

有頭エビ（1尾40〜50g）	6尾
酒 ｝（エビの50〜70％）	
だし	
しょうゆ ｝（エビの0.8〜1.5％塩分）	
塩	
みりん（エビの3〜5％糖分）	

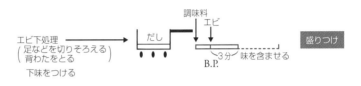

紅白なます

(6人分)

大根	400g
京にんじん	50g
塩（大根とにんじんの1.5％）	
砂糖（大根とにんじんの6〜8％）	
酢（大根とにんじんの8〜10％）	
塩（大根とにんじんの0.6％）	小½
ゆずの皮	½個分

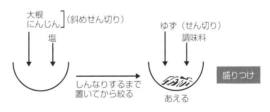

名取り雑煮

(6人分)

切りもち	6個
鶏の手羽肉	180g
小松菜	120g
だし	900mℓ
塩（だしの0.6〜0.8％）	小1弱
しょうゆ	小2
ゆず	

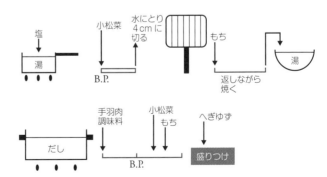

付表1　切り方の名称と図

輪切り	半月切り	いちょう切り	しらが切り・極せん切り
rondelle（ロンデル）			nid（ニイ）

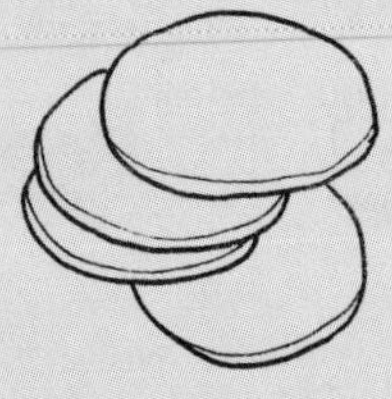

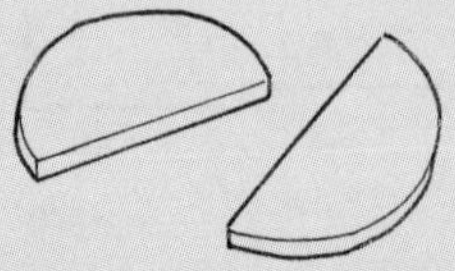

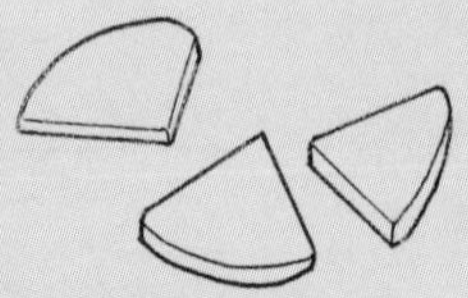

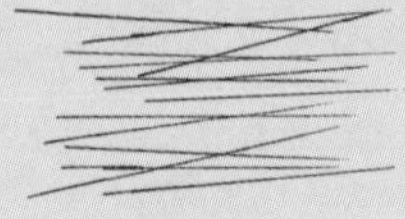

せん切り	荒せん切り	拍子木切り	短冊切り
julienne（ジュリエンヌ）	allumette（アリュメット）	pont-neuf（ポン・ヌフ）	
絲（スー）	条（ティヤオ）	段（トアン）	

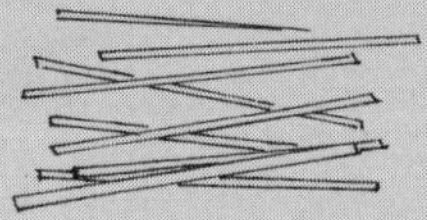

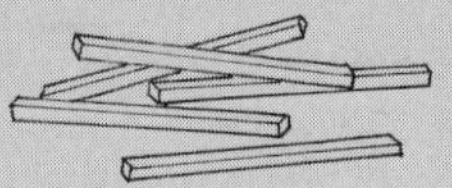

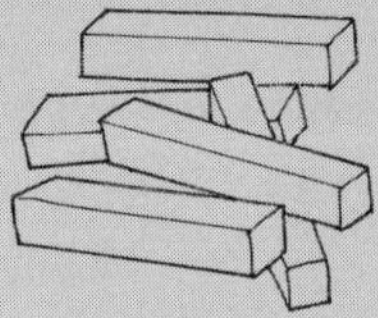

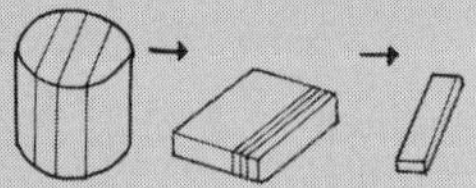

みじん切り	かのこ	あられ	さいのめ切り
haché（アーシェ）	brunoise（ブリュノワーズ）	salpicon（サルピコン）	dé（デ）・cube（キュブ）
鬆（ソン）			丁（ディン）

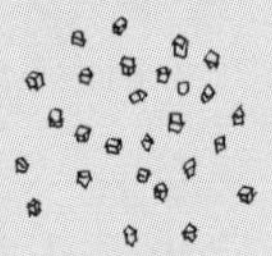

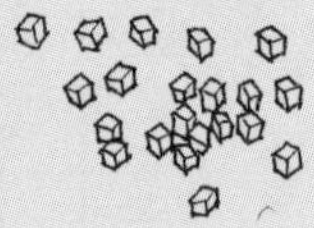

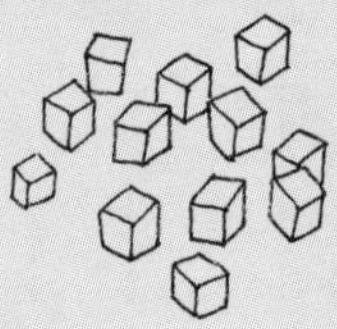

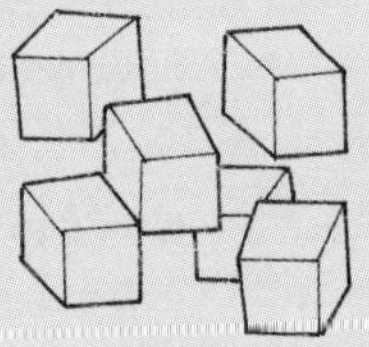

色紙切り	そぎ切り	乱切り	斜めうす切り
paysanne（ペイザンヌ）	émincé（エマンセ）		
	片（ピエン）	馬耳（マアール）・兎耳（トアール）	

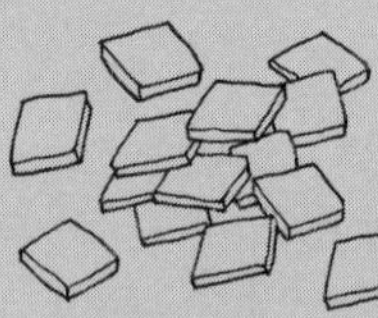

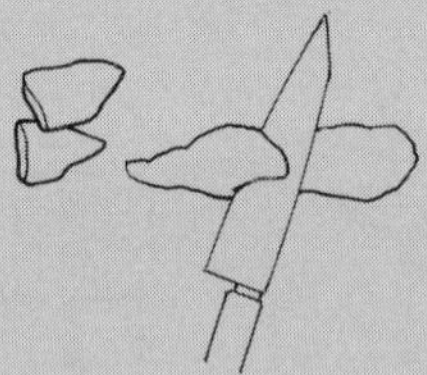

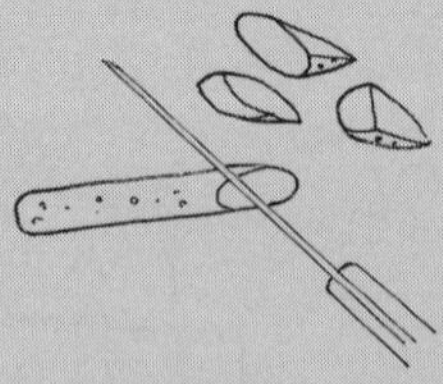

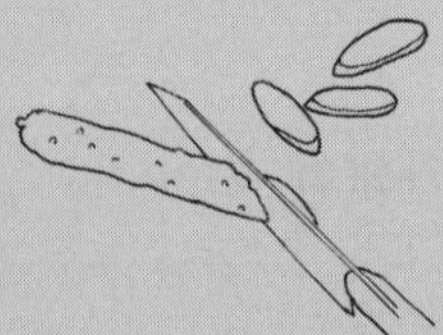

なます切り	かつらむき	よりうど	ささがき

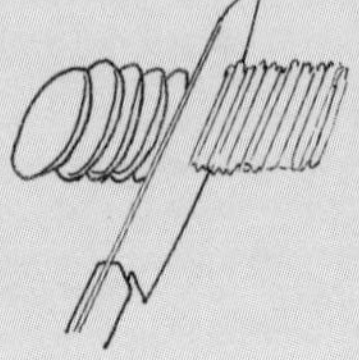

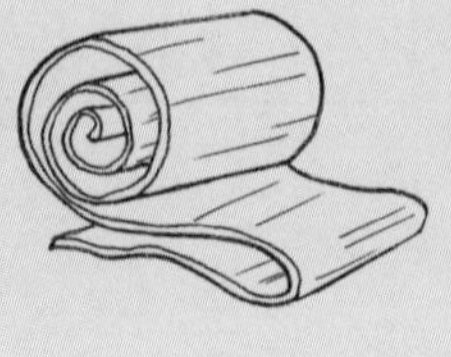

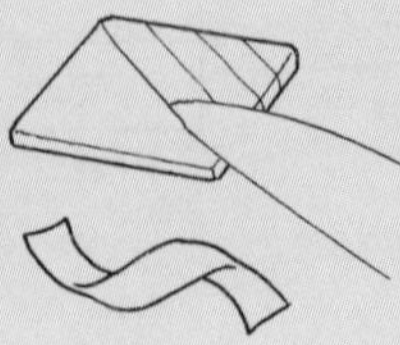

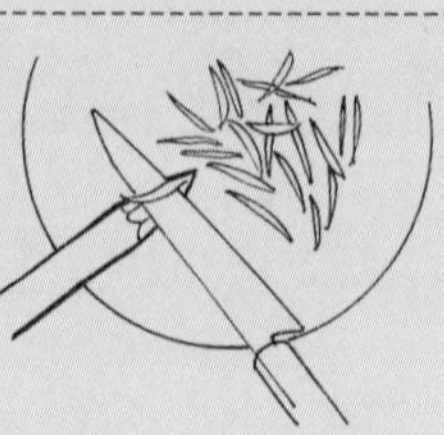

192

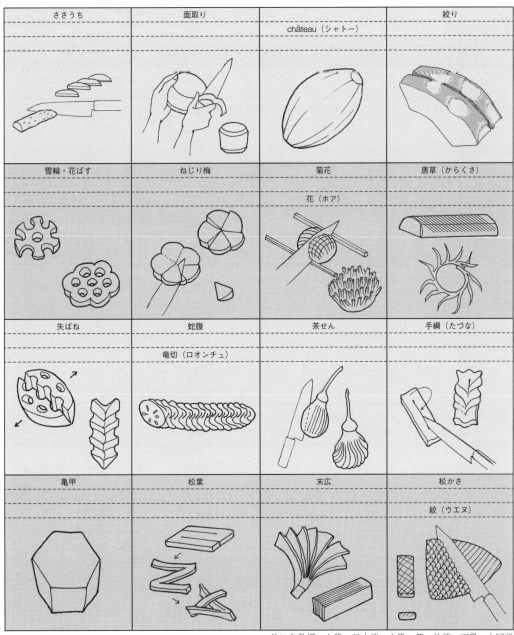

注）名称欄　上段：日本語，中段：英・仏語，下段：中国語

●刺し身の切り方

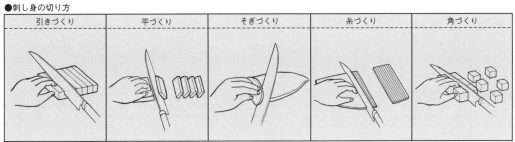

付表2　調理に使われる酒類

酒　類	特　徴	主な成分等
清酒 （日本酒）	うるち酒精米，米麹及び水を原料として発酵させて，濾したもの。清酒粕を使う製法もある。	アルコール分15〜20％，糖分，アミノ酸類等2〜6％，他
みりん	本みりん：蒸しもち米，米麹，焼酎を加えてゆっくり糖化したもの。 本直し：みりんにアルコールを加えたもの。	アルコール分13〜14％，糖分40数％（本みりん）
白ぶどう酒	果皮や種を除き，ぶどうの果汁のみ発酵させたもの。	アルコール分12％前後
赤ぶどう酒	ぶどうを果皮のまま発酵させ，色を残したもの。渋みの強いものあり。	
リキュール	スピリッツ（蒸留酒）に薬草，果皮等の香味成分を配合した酒。 製品名：コアントロー（オレンジの果皮） 製品名：グラン・マルニエ（オレンジの果皮） 製品名：マラスキーノ（チェリーの果肉）	アルコール分15％以上，エキス分2％以上を含む
ブランデー	果実酒を発酵させ，蒸留してつくる蒸留酒の総称。独特のコハク色を呈す。 三つ星：熟成期間7〜10年 VSO：15〜20年 VSOP：25〜30年 XO：40〜45年 Extra：70年〜 Napoleon：一層の古酒	アルコール分40〜43％
ラム酒	さとうきびの糖液あるいは廃糖液や糖蜜を発酵，蒸留してつくる蒸留酒。原酒は無色，ます樽で熟成すると呈色する。 ライトラム：やわらかい風味とデリケートな味，カクテルのベース。 ミディアムラム：中間的風味・香味。 ヘビーラム：濃褐色，風味豊か，濃厚な味。ジャマイカ産が有名。この香りはマロンやレーズンと合うのでプラムケーキ，フルーツケーキ等に使われる。	アルコール分40〜50％

付表3　調理に使われる酢

	名称	原料
穀物酢	穀物酢	小麦・米・とうもろこしなど
	米酢	米
	黒酢	米・小麦・大麦など
果実酢	りんご酢	りんご酒・りんご果汁
	ワインビネガー（赤白）	赤・白ワイン・ぶどう果汁 （バルサミコ酢は白ワイン・ぶどう果汁）

付表4　調理に使われる油脂

	名　　称	原　　料
植物性油	大豆油	大豆種子
	菜種油	あぶらな種子（キャノーラ油は菜種油の一種）
	とうもろこし油	とうもろこし胚芽
	ベニバナ油	ベニバナ種子（サフラワー油）
	綿実油	綿種子
	オリーブ油	オリーブ果実
	ごま油	ごま種子
	サラダ油	調合油（大豆，菜種など）
動物性脂	ラード	豚脂
	ヘット	牛脂
	バター	乳脂
その他	マーガリン	動植物油脂に発酵乳・乳化剤・食塩などを添加
	ショートニング	動植物油脂に窒素ガスを混入

付表5　調理法と油脂の種類

調理法	油脂の種類
揚げ油	大豆油・菜種油・ごま油・とうもろこし油・綿実油
炒め油・焼き油	サラダ油・大豆油・菜種油・ごま油・とうもろこし油・綿実油・バター
ドレッシング	サラダ油・オリーブ油
風味づけ	ごま油・オリーブ油
製菓用	バター・マーガリン・ラード・ショートニング

【演習】五味の識別

　食べ物のおいしさの要因は様々あるが，味は甘味，塩味，うま味，苦味，酸味の5つの基本味からなると考えられている。それぞれの味を識別できるかの官能評価を実施するときの濃度例は下記に示した。各味の溶液だけでなく，蒸留水を1〜3つ用意して実施する。

付表6　五味の識別の官能評価を実施するときの五基本味の成分と濃度例

試料記号	味の種類	成分	濃度（％）	あなたの結果	
				味の種類	わかり方
	甘味	ショ糖	0.60		
	塩味	食塩（NaCl）	0.15		
	酸味	酢酸	0.012		
	苦味	カフェイン	0.03		
	うま味	L−グルタミン酸ナトリウム	0.07		
	−	蒸留水	−		

あなたの結果欄には，味のわかり方の結果を記入する。

　ア：はっきり，味がわかった。

　イ：自信は持てないが，何となく味がわかる。

　ウ：何の味と断言できない。

味の閾値

　味の閾値は，感じることのできる最低の濃度を示し，人体に有毒なものを示す味の閾値は低いといわれる。

Ⅰ．刺激閾値とは，物質の味を感知できる最小濃度で，さらに次の2つに分けられる。
　1．検知閾値（判別閾値ともいう）：純水と異なる味を感じる最小濃度
　2．認知閾値（知覚閾値ともいう）：物質固有の味を感ずる最小濃度（195ページ付表6の濃度例はこの濃度以上である）

Ⅱ．弁別閾値とは，濃度の異なる2種の味を区別しうる最小濃度である。

付表7　官能評価（Sensory evaluation）の方法

目的	方法		解析法
2種類のものを比較する	2点比較法	A，B2個の試料を与え，味の強い方あるいは好ましい方を選ばせる。n回（人）の繰り返しにより，判定する。	二項検定（p＝1／2，検定表の利用）
2種類のものの差を識別する	1：2点比較法	A，Bのいずれかを標準品として与え，さらにAとBを与えて，標準品を選ばせる。	二項検定（p＝1／2，片側検定，検定表の利用）
	3点識別試験法	Aを2個とBを1個，またはAを1個とBを2個の合計3個を与え，1個の試料を選ばせる。	二項検定（p＝1／3，片側検定，検定表の利用）
特性の大きさについて順位をつける	順位法	k個の試料を与え，ある特性の大きさについて，順位をつける。	スピアマンの順位相関係数，ケンドールの順位相関係数，クレーマーの順位合計の検定
特性の大きさの程度を評定する	採点法（評点法）	試料の特性の大きさについて点数をつけさせる。	分散分析（一元配置法，二元配置法），t検定その他各種多重比較法等
	評点尺度法	数値化した評価尺度に沿って評価し選択させる。	
	分量評定法	標準試料の評価を10として，他の試料について比を用いて数値で評価する。	
特性を描写する	SD法（プロファイル法）	試料の印象を形容詞の対からなる多数の尺度によって評価させる。	主成分分析，因子分析，林の数量化理論等

　官能評価は，食物の嗜好・品質特性を人間の感覚器官によって評価し，これを統計学の理論に基づいて解析し，数量化して表す方法である。大別すると，識別評価と嗜好評価とに分けることができる。前者は人間の感覚器官で食物の特性を分析するもの，後者は食物を用いて人間の嗜好など主観的な特性を評価するものである。

1．**官能評価の目的**　　①品質の差を見分ける，②品質の変化を特徴づける，③客観データ（物理的・化学的分析値）と主観的データとを関連づける，④人間の嗜好や能力についてのデータを得ることである。

2．**パネル（検査員の集団）**　　パネルは官能評価の目的によって選定される。識別評価にはスクリーニングテストを実施したうえで，客観的な識別能力が優れたパネルを選定する。嗜好評価には性別，年齢，出身地，居住地域，職業，生活活動強度等を考慮して選ぶ。

3．**一般的な注意**　　①パネルは香水など香りの強いものを身に付けない。②評価30分前より禁煙し，辛味等の刺激性の強い食物は食べない。③評価前に無臭の洗剤で手を洗い，口をすすぐ。④官能評価用紙の質問事項をよく読み，記入漏れのないようにする。⑤パネルは評価中，私語をかわさず，評価は無言で行なう。⑥試料は飲み込んでも，吐き出してもよいが，指示があればそれに従う。⑦舌の部位により五官の感受性が異なるので，試料は口中に行き渡る程度の十分な量が必要である。⑧次の試料に移る前の口すすぎについては，指示に従う。口すすぎによって，最初に味わった記憶が薄れ識別力が弱まる傾向があるが，味覚の残存効果・疲労効果を小さくする利点もある。

茶の種類と淹れ方

付表 8　茶の種類と淹れ方

	茶の種類	湯温	浸出時間
日本茶	ほうじ茶	95～100℃	1分
	煎茶	80℃	1～2分
	玉露	50～60℃	2～3分
紅茶	ダージリンなど	95～100℃	2～3分
中国茶	烏龍茶（半発酵茶）など	95～100℃	2～3分

1）煎茶の淹れ方

①人数分の茶碗に湯を入れ，冷ます（約80℃に湯温が下がる）。

②急須に煎茶を人数分入れ，湯のみの湯を入れる。急須のふたをして1分蒸らす（茶葉が開くまで）。

③茶碗に少しずつ，廻し注ぐ（濃さが同じになるように）。

④最後の1滴まで注ぎきる。

※一煎目を注ぎきったら，ふたを開けておく。二煎目は，急須に湯を入れたら，すぐに淹れる（茶葉のよりが開いているので，待つ必要はない）。

2）紅茶の淹れ方

〈ホットティー〉

①ふた付きのティーポットに湯を入れて，ポットを温める。

②ポットの湯をティーカップに移す。ティーポットに茶葉を入れ，沸騰した湯を入れる。ふたをして，2～3分蒸らす。

③温めておいたティーカップに，少しずつ，廻し注ぐ（濃さが同じになるように）。

④最後の1滴まで注ぎきる（ゴールデンドロップ）。

※湯を入れた時，対流によりジャンピングが起こることが望ましい。そのため，ティーポットの形は，丸型が適している。

〈アイスティー〉

①ホットティーの2倍の濃さの紅茶を作る（蒸らし時間は1.5～2分）。

②グラスの口までいっぱいに氷を入れる。

③紅茶が氷にあたるように静かに注ぎ淹れる。

※紅茶を淹れる時に，氷が溶けていたら，水を捨てる。

3）烏龍茶の淹れ方

①ふた付きのティーポットに湯を入れて，ポットを温める。

②ポットの湯をカップに移し，茶葉を入れ，沸騰した湯を入れる。ポットにふたをして，2～3分蒸らす。

③温めておいたティーカップに，少しずつ，廻し注ぐ（濃さが同じになるように）。

④最後の1滴まで注ぎきる。

※烏龍茶は，茶葉の色や香りがなくなるまで，3～5煎目まで楽しめる。

掲載料理一覧

主　食

青じそごはん　95
アサリのピラフ　125
いなりずし　187
海の幸のスパゲティ　56
おむすび　92
親子丼　115
カマスずし　96
菊菜飯　116
サケずし　175
しめじごはん　175
すし飯　188
赤飯　134
赤飯（電気炊飯器法）　135
赤飯（電子レンジ法）　134
炊き込みごはん　143
たけのこごはん　185
チキンカレー　151
炒飯　96
ちらしずし　187
葱油餅（ツォンユウビン）　102
鶏そぼろ丼　49
名取り雑煮　191
煮込みうどん　103
にんじんごはん　95
胚芽精米　92
白飯　92，95
ピースごはん　95
ピラフ　96
マカロニグラタン　102
巻きずし（中巻き）　187
巻きずし（細巻き）　187
レタス炒飯　153

主　菜

揚げ出し豆腐　65
アジの梅煮　124
アジのエスカベーシュ　165
アジのから揚げ　55
アジの塩焼き　143
アジの酢じめ　171
アジのたたき　176

厚焼き卵　38
イカの白煮　54
イカのテリーヌ　56
いり卵　34
イワシのみそ煮　54
イワシの和風ハンバーグ　57
エビのうま煮　191
オムレツ　38
カマスの干物　55
カレイの煮つけ　54
キャベツと豚肉の炒め物　76
擬製豆腐　65
鍋貼（グオティエ）　182
ごま豆腐　183
サーモンのテリーヌ　56
魚の塩焼き　52
魚の包み焼き　135
魚の鍋照り焼き　116
魚のみそ漬け焼き　52
魚の幽庵焼き　52，55，138
魚のムニエル　55
サケのベニエ　57
刺し身　183
サバの立田揚げ　163
シタビラメのポッシェ　54
しめ卵　176
餃子（ジャオズ）　99，182
水餃子（スイジャオズ）　182
卵豆腐　38，129
糖醋肉（タンツウロウ）　154
青椒炒牛肉絲（チンジャオチャオ
　ニュウロウスウ）　153
天ぷら　164
鶏肉のから揚げとピーマンの炒め
　物　48
鶏肉のクリーム煮　126
鶏肉の鍋照り焼き　185
鶏松風焼き　191
南蛮漬け　55
ハンバーグステーキ　44，133
ビーフストロガノフ　48
芙蓉蟹（フウロンシェ）　39
豚肉のくわ焼き　48

豚肉のロベール風マッシュポテト
　添え　47
ポークソテー　42，142
ポークビーンズ　64
ホタテフライ　163
ミートローフ　49
蒸し魚　131
目玉焼き　36，38
腰果鶏丁（ヤオグウオジィディン）
　154
焼餃子　182
芋頭鶏（ユイトウジー）　49
ローストビーフ　47
ロールキャベツ　47

副　菜

青菜炒め　147
アスパラガスのお浸し　186
アスパラガスのソテー　83
イカとふきの煮物　75
いりどり　117
うの花いり煮　65
おろしあえ　135
柿ときゅうりと大根の酢の物
　144
数の子　190
かぶと菊菜の煮物　135
かぼちゃの煮物　82
菊花かぶ　143
キャベツとベーコンのワイン煮
　74
キャベツのせん切りサラダ　68
キャベツときゅうりの即席漬け
　115
キャベツのレモンじょうゆあえ
　71
キャベツのレモン浸し　164
きゅうりとくらげとにんじんのご
　ま酢あえ　183
きゅうりとみょうがの酢の物
　124
きゅうりの酢の物　169
きゅうりのナムル　76

きゅうりもみ　117
切干大根の煮物　76
きんぴらごぼう　76
栗きんとん　190
黒豆　190
紅白なます　191
高野豆腐の含め煮　64
ごまあえ　168
ごま酢あえ　168, 173
小松菜としめじの煮浸し　82
コールスローサラダ　74
さつま芋のレモン煮　87
里芋と菊菜の炊き合わせ　183
里芋の煮ころがし　144
さやえんどうの青煮　122
ししとうの素揚げ　161
じゃが芋の炒め煮　120
じゃが芋のコロッケ　88
白あえ　62, 65, 168
白いんげんのサラダ　64
白酢あえ　168
素炒冬菇（スーチャオトングウ）　75
酢どりしょうが　143
酢みそあえ　168
酸辣洋白菜（スワンラーヤンバイツァイ）　155
酸辣菜（スワンラーツァイ）　74
大根と油揚げの煮物　76
大根とじゃこの炒め煮　74
大正金時の煮豆　60
大豆の煮物　60, 64
たけのこのゆで方　186
田作り　190
炒合菜（チャオホウツァイ）　155
茶わん蒸し　129, 134
チンゲン菜のクリーム煮　30, 181
トマトサラダ　142

長芋の含め煮　87
なすの直煮　144
菜の花のからし和え　83
生しいたけのソテー　142
肉じゃが　87
にんじんサラダ　83
にんじんのグラッセ　83
ひじきの煮物　144
ピーマンのソテー　83
ブロッコリーのサラダ　82
ほうれん草のお浸し　79, 175
ほうれん草のごまあえ　82
ポテトサラダ　85, 88
マグロのぬた　176
みょうがの甘酢漬け　116
蒸しなすのサラダ　133
もやしの甘酢炒め（醋烹豆芽）　148
ゆでキャベツのサラダ　72
凉拌生菜（リャンバンションツァイ）　75
冷拌茄子（リャンバンチェズ）　75
レタスとわかめの酢の物　165
レタスのサラダ（ビネグレットソース）　126
若竹煮　186

汁　物

かきたま汁　163
かぶのみそ汁　143
かぼちゃのスープ　142
菊花豆腐汁　116
キャベツのスープ　133
けんちん汁　175
コーンスープ　142
榨菜肉片湯（ザァツァイロウピエンタン）　153
シジミのみそ汁　164

西紅柿蛋花湯（シーホンシータンホアタン）　181
じゃが芋とわかめのみそ汁　115
スープジュリエンヌ　125
すまし汁　124, 176
酸辣湯（スワンラータン）　181
大根と油揚げのみそ汁　74
青菜丸子湯（チンツァイワンズータン）　49
豆腐とねぎのみそ汁　64
にんじんスープ　125
ハマグリの潮汁　124
ミネストローネスープ　125
焼きなすのみそ汁　182
蘿葡牛肉湯（ルオボウニュウロウタン）　154
若竹汁　185

デザート

オレンジゼリー　179, 180
カスタードプディング　39
クッキー　102
グレープゼリー　182
桜もち　186
さつま芋とりんごの重ね煮　88
さつま芋の茶巾絞り　88
シュークリーム　103
杏仁酥（シンレンスウ）　102
スイートポテト　87
スポンジケーキ　39
茶まんじゅう　103
牛奶豆腐（ニュウナイドウフ）　155
ブラマンジェ　144
水ようかん　117
よもぎ団子　115
りんごのコンポート　126
ワインゼリー　182

索　　引

ア　行

あえ物　166, 168
青じそごはん　95
青菜炒め　147
青煮　119
赤身の魚　51
アク　77
アクチン　40
揚げ出し豆腐　65
揚げ物　106, 156, 157
アサリのピラフ　125
アジ　50
アジの梅煮　124
アジのエスカベーシュ　165
アジのから揚げ　55, 153
アジの塩焼き　142, 143
アジの酢じめ　171
アジのたたき　175, 176
アスパラガスのお浸し　186
アスパラガスのソテー　83
厚焼き卵　38
圧力鍋　58, 59
穴じゃくし　ii
油通し　157
甘酢　168
甘煮　119
甘味　11
アミノカルボニル反応　28
アミノ酸　108
アミロース　89
アミロペクチン　89
荒砥石　6
あられ　192
アルマイト　7
アルミニウム　7
あん　58
アントシアニン　66
イースト　98
イカ　50
イカとふきの煮物　75
イカの白煮　54
イカのテリーヌ　56

閾値　196
イソチオシアネート　157
炒め物　106, 145
一汁三菜　18, 19, 185
一汁二菜　18, 19
いなりずし　187
いちょう切り　192
いり加減　173
いり卵　34
いりどり　115, 117
いり煮　119
イワシ　50
イワシのみそ煮　54
イワシの和風ハンバーグ　57
引火点　156
いんげん豆　58
インド型（indica）米　89
Well-done（ウェルダン）　137
薄切り　22
うす口しょうゆ　11
薄刃包丁　4
薄焼き卵　140
打ち水（振り水）　127, 134
内割調味パーセント　12
うの花いり煮　65
うま煮　119
うま味成分　107
海の幸のスパゲティ　56
うらごし器　ii
うるち米　89
上皿自動秤　5
エイコサペンタエン酸（EPA）
　128
衛生管理　2
枝豆　58
江戸みそ　59
エビのうま煮　191
エマルション　32
塩分濃度　5, 11
おせち料理　190
落としぶた　118
踊り串　26

おむすび　92
オムレツ　38
表四分に裏六分に焼く　137
親子丼　115
オレンジゼリー　179, 180
おろしあえ　133, 135
温度計　5

カ　行

かか煮　119
かきたま汁　163
柿ときゅうりと大根の酢の物
　142, 144
拡散　66
核酸関連物質　108
角づくり　193
加工乳　28
カシューナッツ　154
カスタードクリーム　103
カスタードプディング　39
数の子　190
カゼイン　28
可塑性　28, 98
片手鍋　ii
肩ロース　41
カツオ節のだし　107
褐変　67
かつらむき　21, 192
加熱操作　106
かのこ　192
かぶと菊菜の煮物　133, 135
かぶのみそ汁　142, 143
かぼちゃのスープ　142
かぼちゃの煮物　82
カマス　50
カマスずし　96
カマスの干物　55
紙ぶた　118
かゆ　90
空揚げ　157
カラギーナン　177
唐草　193
カレイの煮つけ　54

カロテノイド　77
カロテン　77
皮むき　21
乾式加熱（法）　106
乾炒（ガンチャオ）　146
寒天　177
官能評価　196
感量　5
菊菜飯　116
基質たんぱく質　40，137
希釈性　32
希釈割合　32
擬製豆腐　65
菊花　23，193
菊花かぶ　142，143
菊花豆腐汁　115，116
亀甲　193
起泡性　32
キャベツときゅうりの即席漬け　115
キャベツとベーコンのワイン煮　74
キャベツのスープ　133
キャベツのせん切りサラダ　68
キャベツのレモンじょうゆあえ　71
キャベツのレモン浸し　164
吸塩率　136
吸塩量　136
吸水量　89
牛刀　4
牛肉　41
牛乳　28
きゅうりとくらげとにんじんのごま酢あえ　181，183
きゅうりとみょうがの酢の物　124
きゅうりの酢の物　169
きゅうりのナムル　76
きゅうりもみ　115，117
凝固（性）　32，177，178
餃子（ギョーザ）　97，99，182
行事食　184
切干大根の煮物　76
切る　4
筋形質たんぱく質　40
筋原（細）繊維たんぱく質　40
きんこ　118
金属製蒸し器　128
きんぴらごぼう　76

鍋貼（グォティエ）　182
串打ち　26
くず煮　119
クッキー　102
クリーミング性　28
クリーム　28
栗きんとん　190
グルコース（ブドウ糖）　11
グルコノデルタラクトン　177
グルテン　97，98
クルトン　142
グレープゼリー　182
黒酢　194
黒豆　190
クロロフィリン　78
クロロフィル　77，78
鶏卵　32
計量カップ・スプーン　5
結着性　41
ゲル　177
けんちん汁　175
玄米粒　89
濃口しょうゆ　11
紅白なます　191
高メトキシルペクチン　177
高野豆腐の含め煮　64
五節句　184
コールスローサラダ　74
コーンスープ　142
糊化　89
穀物酢　194
誤差　8
粉質　84
糊粉層　89
ごまあえ　168
ごま酢あえ　168，173
小松菜としめじの煮浸し　82
ごま豆腐　178，181，183
五味　195
米酢　194
米みそ　59
コラーゲン　40，50
コロイド　28
衣揚げ　157
こわめし（強飯）　91
根茎でんぷん　178
混合だし　108

コンソメのもと汁　109
献立構成　18
昆布のだし　107

サ　行

搾菜肉片湯（ザァツァイロウピエンタン）　153
サーモンのテリーヌ　56
サーロイン　41
西京みそ　59
さいのめ切り　192
魚だし（フォン）　109
魚の塩焼き　52
魚の表　136
魚の下ごしらえ　24
魚の包み焼き　133，135
魚の鍋照り焼き　115，116
魚のみそ漬け焼き　52
魚のムニエル　55
魚の幽庵焼き　52，55，138
桜もち　186
サケ　50
サケずし　175
酒類　194
ささうち　193
笹がき　23，192
ささ身　41
刺し身　181，183
刺し身包丁　4
さつま芋の茶巾絞り　88
さつま芋のレモン煮　87
さつま汁　108
里芋と菊菜の炊き合わせ　181，183
里芋の煮ころがし　142，144
砂糖　11
砂糖濃度　178
サバ　50
サバの素揚げ　156
サバの立田揚げ　163
さやえんどうの青煮　122
サラダ油　156
三州みそ　59
三杯酢　168
三枚おろし　25
仕上げ砥石　6
塩　11
磁器　8

色紙切り　192
地獄蒸し　128
ししとうの素揚げ　161
シジミのみそ汁　164
シタビラメのポッシェ　54
支柱式　4
湿式加熱（法）　106
脂肪酸組成の変化　156
絞り　193
西紅柿蛋花湯（シーホンシータン
　　ホアタン）　181
しめじごはん　175
しめ卵　176
餃子（ジャオズ）　99, 182
じゃが芋とわかめのみそ汁　115
じゃが芋の炒め煮　120
じゃが芋のコロッケ　88
蛇腹切り　23, 193
シュー　103
シュークリーム　103
シュウ酸　67
重曹　58, 98
主菜　18
種実でんぷん　178
主食　18
旬　50
庄内麩　124
正味重量　8
しょうゆ　11
しょうゆ煮　119
ショートニング性　28
食卓構成　19
食中毒　2, 3
食品の概量　8
食器　8
白あえ　59, 62, 65, 168
しらが切り　192
白煮（しらに）　119
汁物　106, 107
白いんげんのサラダ　64
白酢あえ　59, 168
白身の魚　51
信州みそ　59
浸漬　89
伸展性　98
浸透圧　167
杏仁酥（シンレンスウ）　102

素揚げ　157
水餃子（スイジャオズ）　182
水蒸気圧　98
スイートポテト　87
末広　193
炊飯　89
素炒冬菇（スーチャオトングウ）　75
スープジュリエンヌ　125
姿の魚　137
スクロース（ショ糖）　11
すし　187
すし飯　90, 188
すだち　59
ステンレス　7
酢どりしょうが　142, 143
酢煮　119
酢の物　166, 168
スポンジケーキ　39
すまし汁　124, 175, 176
酢みそあえ　168
すり加減　173
すりこぎ　173
すり鉢　173
酸辣湯（スワンラータン）　181
酸辣菜（スワンラーツァイ）　74
酢辣洋白菜（スワンラーヤンバイ
　　ツァイ）　153, 155
清酒　194
精白米　89
赤飯　133, 134, 135
節句　184
ゼラチン　177, 178
背ロース　41
全握式　4
せん切り　22, 192
洗浄　4
洗米　89
ソース　98
ソースパン　ⅱ
そぎ切り　192
そぎづくり　193
ソトワール　ⅱ
外割調味パーセント　12
ソラニン　84
そら豆　58
ゾル　177

タ　行

大根と油揚げのみそ汁　74
大根とじゃこの炒め煮　74
大根の辛味　67
大正金時の煮豆　60
大豆　58
大豆の煮物　60, 64
耐熱ガラス　7
タイマー　5
タイマースイッチ　5
対流　136
炊き込みごはん　90, 143
卓刀式　4
たけのこごはん　185
だし　107, 109
田作り　190
手綱（たづな）　193
卵豆腐　38, 129
淡黄色ルウ　146
短冊切り　22, 192
淡色野菜　66
糖醋肉（タンツウロウ）　154
チキンカレー　151
チコリ　126
炒飯（チャーハン）　90, 96, 153
チャウダー　108
炒合菜（チャオホウツァイ）　153,
　　155
茶　197
茶せん　193
茶まんじゅう　103
茶わん蒸し　129, 134
中華せいろ　128
中間質　84
中国風だし　109
調味　10
調味酢　166, 168
調味対象　13
調味のサシスセソ　118
調味パーセント　12, 14, 15
ちらしずし　187
チロシナーゼ　84
チンゲン菜のクリーム煮　30, 181
青椒炒牛肉絲（チンジャオチャオ
　　ニュウロウスウ）　153
清湯（チンタン）　109

京炒（チンチャオ）　146
清炒（チンチャオ）　146
青菜丸子湯（チンツァイワンズータン）　49
つぼ抜き　24
醋烹豆芽（ツウポンドウヤ）　147
通過儀礼　184
葱油餅（ツォンユウビン）　102
低メトキシルペクチン　177
煎（テェン）　146
適温　14
テクスチャー　40，50，66
鉄　7
手羽　41
手ばかり　8
出刃包丁　4
伝導　136
天火　128
天ぷら　164
天ぷら油　156
天ぷらの衣　158
でんぷん　89，178
天盛り　167
砥石　6
銅　7
ドウ　97
陶器　8
豆乳　177
遠火の強火　137
豆腐とねぎのみそ汁　64
ドコサヘキサエン酸（DHA）　128
土佐煮　119
土鍋　7
トマトサラダ　142
鶏そぼろ丼　49
鶏だし　109
鶏肉　41
鶏肉のから揚げとピーマンの炒め物　48
鶏肉のクリーム煮　124，126
鶏肉の鍋照り焼き　185
鶏松風焼き　191
トレビス　126

ナ　行

奶湯（ナイタン）　109
長芋の含め煮　87，175

中砥石　6
なすの直煮　144
菜の花のからし和え　83
菜切り包丁　4
名取り雑煮　191
斜めうす切り　192
生しいたけのソテー　142
なます切り　192
南蛮漬け　55
肉基質　137
肉じゃが　87
煮くずれ　118
肉のコラーゲンの収縮　40
煮こごり　50
煮込み　119
煮込みうどん　103
煮しめ　119
煮汁　118
煮つけ　119
二度揚げ　157
二杯酢　168
煮浸し　119
煮干しのだし　107，111
日本型（japonica）米　89
煮物　106，118
乳化性　32
牛奶豆腐（ニュウナイドウフ）　153，155
にんじんごはん　95
にんじんサラダ　83
にんじんのグラッセ　83
にんじんスープ　124，125
ねじり梅　193
熱伝導　7
熱膨張率　7
粘質　84
粘弾性　98
年中行事　184
のっぺい汁　108

ハ　行

胚芽　90
胚芽精米　89，90，92
廃棄率　8，120
爆（バオ）　146
計る　5
白色ルウ　146

白煮（はくに）　119
白飯　92，95
バター　28
発煙点　156
バッター　97
八丁みそ　59
花ばす　193
ハマグリ　50
ハマグリの潮汁　124
ばら　41
張り込み量　145，157
半月切り　192
半透過性　66，118
万能こし器　ⅱ
ハンバーグステーキ　44，133
ピースごはん　95
ビーフストロガノフ　48
ピーマンのソテー　83
非加熱調理操作　4
引きづくり　193
ひき肉　41
ひじきの煮物　144
ひずみ率　179
浸し物　167
浸す　4
一人分の料理に使われる食品群別食品の目安量　20
ビネグレットソース　126
拍子木切り　192
標準偏差　8
平串　26
平づくり　193
ピラフ　90，96
ヒレ　41
フィッシュグリル　137
ブールマニエ　146
芙蓉蟹（フウロンシェ）　39
フェオフィチン　78
吹きこぼれ　28，84
副菜　18
含ませ煮　119
含め煮　119
豚肉　41
豚肉のくわ焼き　48
豚肉のロベール風マッシュポテト添え　47
普通牛乳　28

フッ素樹脂加工　7
ぶどう酒　194
ブラウンルウ　98，149
フラボノイド　66
ブラマンジェ　142，144
ブランデー　194
ブリ　50
振り塩　136
フリッター　157
振り水　127，134
ブロッコリーのサラダ　82
ベーキングパウダー　98
ペクチン　58，67，177
ペティナイフ　4
B. P.（ボイリングポイント）　ⅱ
膨化　98
放射　136
包丁　4，6
ほうれん草のお浸し　79，175
ほうれん草のごまあえ　82
ホウロウ　7
飽和吸水　89
ポークソテー　42，142
ポークビーンズ　64
ホタテフライ　163
ポテトサラダ　85
ポトフー　108
ホモゲンチジン酸　67
ポリフェノール類　67
ボルシチ　108
ホワイトルウ　98，149
烹（ポン）　146

マ　行

マカロニグラタン　102
巻きずし　187
マグロ　50
マグロのぬた　176
松かさ　193
混ぜ込み飯　90
マッシュポテト　47
松葉　134，193
まな板　7

豆みそ　59
まるむき　21
ミートローフ　49
ミオシン　40
みじん切り　23，192
水ようかん　115，117
みそ　11，59
みそ煮　119
Medium（ミディアム）　137
ミネストローネスープ　125
みょうがの甘酢漬け　115，116
みりん　11，194
麦みそ　59
蒸し魚　131
蒸しなすのサラダ　133
蒸し物　106，127
蒸し湯　127
蒸す　127
目玉焼き　36，38
目ばかり　8
面取り　193
目測　8
もち米　89
もどし率　14
もも　41
もやしの甘酢炒め　148

ヤ　行

腰果鶏丁（ヤオグウオジィディン）
　153，154
焼き網　136
焼餃子　182
焼きなすのみそ汁　181，182
焼き物　106，136
焼く　136
矢ばね　193
山芋　84
ヤラピン　84
芋頭鶏（ユイトウジー）　49
幽庵焼き　52，55，138
融解温度　178
融点　40
誘電加熱（電子レンジ加熱）　106

誘導加熱（電磁調理器加熱）　106
雪輪　193
油脂　195
ゆでキャベツのサラダ　72
洋風だし　109
ヨーグルト　28
吉野煮　119
寄せ物　177
よもぎ団子　115
よりうど　192

ラ・ワ行

ラム酒　194
乱切り　192
ランプ　41
リキュール　194
リブロース　41
涼拌生菜（リャンバンションツァイ）　75
冷拌茄子（リャンバンチェズ）　75
流動性　32
緑黄色野菜　77
りんご酢　194
りんごのコンポート　124，126
ルウ　98，146
蘿蔔牛肉湯（ルオボウニュウロウ
　タン）　154
硫酸カルシウム　177
Rare（レア）　137
レタス炒飯　153
レタスとわかめの酢の物　163，165
レタスのサラダ　124，126
ローストビーフ　47
ロケットサラダ　126
ロメインレタス　126
ロールキャベツ　47
ワインゼリー　181，182
ワインビネガー　194
若竹汁　185
若竹煮　185，186
輪切り　192
和せいろ　128
和風だし　109

執筆者一覧

【編著者】

高橋　敦子（たかはし　あつこ）　女子栄養大学名誉教授

安原　安代（やすはら　やすよ）　女子栄養大学名誉教授

松田　康子（まつだ　やすこ）　　女子栄養大学教授

【著者】

小西　史子（こにし　ふみこ）　　女子栄養大学教授

島崎とみ子（しまざき　とみこ）　元 女子栄養大学教授

柴田　圭子（しばた　けいこ）　　女子栄養大学准教授

奥嶋佐知子（おくしま　さちこ）　女子栄養大学准教授

駒場千佳子（こまば　ちかこ）　　女子栄養大学専任講師

神保　夏美（じんぼ　なつみ）　　女子栄養大学助教

石川　裕子（いしかわ　ゆうこ）　元 女子栄養大学助教

千葉　宏子（ちば　ひろこ）　　　元 女子栄養大学助教

表紙デザイン●横田洋子

第9版 **調理学実習**——基礎から応用

2002年 4 月10日	初版第 1 刷発行
2002年12月25日	新版第 1 刷発行
2005年 3 月10日	改訂新版第 1 刷発行
2006年 2 月10日	改訂新版第 2 刷発行
2007年 2 月10日	第 4 版第 1 刷発行
2008年 4 月20日	第 4 版第 2 刷発行
2010年 2 月20日	第 5 版第 1 刷発行
2012年 4 月20日	第 5 版第 3 刷発行
2013年 3 月10日	第 6 版第 1 刷発行
2015年 3 月10日	第 6 版第 3 刷発行
2016年 2 月 1 日	第 7 版第 1 刷発行
2018年 2 月 1 日	第 7 版第 3 刷発行
2019年 2 月 1 日	第 8 版第 1 刷発行
2022年 3 月 1 日	第 9 版第 1 刷発行

編著者　高橋敦子　安原安代　松田康子

発行者　香川明夫

発行所　女子栄養大学出版部

〒170-8481　東京都豊島区駒込3-24-3

☎03-3918-5411（販売）　03-3918-5301（編集）

ホームページ https://eiyo21.com/

印刷・製本　株式会社平河工業社

乱丁本・落丁本はお取り替えいたします。

本書の内容の無断転載・複写を禁じます。

ISBN978-4-7895-5461-9　　Printed in Japan

©A.Takahashi, Y. Yasuhara, Y. Matsuda, 2022